高血脂一本通

张维君　主编

洪昭光　主审

中国盲文出版社

图书在版编目（CIP）数据

高血脂一本通：大字版 / 张维君主编. —北京：中国盲文出版社，2015.12
ISBN 978－7－5002－6814－7

Ⅰ.①高…　Ⅱ.①张…　Ⅲ.①高血脂病—防治
Ⅳ.①R589.2

中国版本图书馆 CIP 数据核字（2015）第 308021 号

高血脂一本通（大字版）

主　　编：张维君
出版发行：中国盲文出版社
社　　址：北京市西城区太平街甲 6 号
邮政编码：100050
印　　刷：北京汇林印务有限公司
经　　销：新华书店
开　　本：787×1092　1/16
字　　数：100 千字
印　　张：11.75
版　　次：2015 年 12 月第 1 版　2017 年 3 月第 2 次印刷
书　　号：ISBN 978－7－5002－6814－7/R・970
定　　价：22.00 元
销售服务热线：（010）83190297　83190289　83190292

前　言

寻找血脂健康的源泉

宝宝呱呱落地，父母最大的心愿就是希望他（她）一生健康平安。但在每个人成长的过程中，似乎都伴随着大大小小的疾病，有些很快就恢复了健康，有些则需长期光顾医院，吃药也成了家常便饭，更有不幸者被病魔夺去了宝贵的生命。经受过传统教育的人都还记得保尔·柯察金的话吧——"人最宝贵的是生命，并且人的生命只有一次"，人活着就得健康地活着，不让疾病上身。

话虽这么说，却不是件容易的事。事实上，排除疾病发生的先天因素，大部分疾病都是后天因素导致的。高血脂也不例外。血脂异常的危害不在它本身，而是它长期发展下去带来的不良影响，诸如动脉粥样硬化，从而加大了冠心病和脑中风的患病率。之所以越来越多的人出现血脂水平不理想的状况，或是出现血脂异常的状况，简单地说，无非是我们现在的生活水平提高了，人们吃得越来越好了，过得越来越幸福安逸了。生活条件改善，是社会进步的表现，但血脂的异常恰恰与生活条件改善后的饮食和行为密切相关，不然也不会被列入富贵病的行列了。

那血脂健康的源泉究竟在哪里呢？是在社会？在医生？还是在家族？想必还是在每个人自己。一个有自制力的人，一个很关爱自己的人，一个真正过着高品质生活的人，是决不允许高血脂找上门的。因为在维持血脂健康的道路上，有太多太多的诱惑，能抵得住这些诱惑才是胜利者！

在这本书里，我们将做领路人，带大家真正地了解一下血脂，了解它的正常、异常状态，学习怎样去做才能全面地维持血脂健康。

同时希望大家通过这本书，在发现血脂异常时，能够灵活应变。既不会满不在乎，放任不管；又不会过于谨慎，整日担惊受怕，而是合理地进行治疗。这才是我们的目的。

目 录

血脂基础

谨慎预防

调节饮食

积极就医

合理用药

防治并发症

血脂基础

1. 揭开血脂的面纱

爸爸的同事李伯伯因为外伤做手术住进医院，因此有机会给身体进行全面检查。一检查，还真查出问题了——高血脂。出院后，手术的伤口是愈合了，可现在李伯伯是既得长期吃药，又得控制饮食的，一下子好像从健康人升级到病人了。这可吓坏了爸爸，愣是打了一个多小时电话问我血脂是怎么回事。我这才意识到很有必要跟大家聊聊血脂了。因为关于血脂，大家并不都是很清楚。

血脂，顾名思义，就是血液中的脂肪，更确切地说是一些脂肪类物质。这些物质包括胆固醇、甘油三酯、磷脂和非游离脂肪酸等，在正常情况下它们可是血液中的正常成分，具有重要的生理功能，不仅是人体必需的主要能量来源，还参与细胞和组织的构成及功能的调节。

那么，下面大家来具体了解一下它们的功能吧！

胆固醇　是一种必需的身体脂肪，它不仅存在于血液中，还存在于人体的所有细胞中。在人体内，它一方面可以转化成皮质醇激素、性激素及维生素等，参与体内正常的代谢；另一方面它又是构成细胞膜的主要成分之一，具有维持细胞的通透性和细胞正常代谢的功能，如果人体缺乏胆固醇，就可引起细胞破裂，对身体造成不好的影响。

甘油三酯 又称中性脂肪，它是人体恒定的能量供给来源，它在体内一些特殊酶的作用下，可以分解为游离脂肪酸和甘油，供给体内组织使用。

磷脂 是细胞膜的重要组成部分，对脂肪的吸收、转运和储存也有重要作用。

非游离脂肪酸 有多种形式，按脂肪酸的分子结构中是否含有双键可以分为饱和脂肪酸和不饱和脂肪酸。饱和脂肪酸会促进体内的胆固醇合成，不饱和脂肪酸可以明显降低血液中的胆固醇水平。

这些脂类物质就像是一个团队，它们之间需协调稳定才能发挥最佳效果，一旦有一方出问题，都会影响团队水平的发挥，从而给身体健康带来危害。

2. 血脂的运输车——脂蛋白

由于血脂像我们通常所见到的油脂一样，也是不溶于水的，因此需要一类特殊的蛋白质在血液中与它们相结合，形成溶于水的复合物，才能使脂类物质在血液中进行输送，这类特殊的蛋白质就像运送货物的货车一样，被称为载脂蛋白，而这种载脂蛋白与脂肪的复合物就叫做脂蛋白，包括：乳糜微粒（CM）、极低密度脂蛋白（VLDL）、中间密度脂蛋白（IDL）、低密度脂蛋白（LDL）和高密度脂蛋白（HDL）等。

乳糜微粒（CM） 是血液中颗粒最大的脂蛋白，含甘油三酯近 90%，由小肠合成，将食物中的甘油三酯和胆固醇从小肠转运到其他组织。正常人血浆中的乳糜微粒空腹 12 小时后就会被完全清除掉。它不是动脉粥样硬化的主要危险因素，但容易诱发胰腺炎。

极低密度脂蛋白（VLDL） 是由肝脏合成的。其中甘油三酯含量约 55%，胆固醇含量约 20%。它将甘油三酯转运到外周组织，经脂酶水解后释放游离脂肪酸。

中间密度脂蛋白（IDL） 是由极低密度脂蛋白中的甘油三酯经脂酶水解后形成的，是低密度脂蛋白的前体物质。

低密度脂蛋白（LDL） 是由极低密度脂蛋白和中间密度脂蛋白中的甘油三酯经脂酶水解后形成的。它是胆固醇主要的载体，血液中的胆固醇约 60% 是在低密度脂蛋白内。它将胆固醇运送到周围组织以供利用，与冠心病直接相关。

高密度脂蛋白（HDL） 主要是由肝脏和小肠合成的。它将胆固醇从周围组织（包括动脉粥样硬化斑块）转运到肝脏进行再循环或以胆酸的形式排泄，这个过程被称为胆固醇逆转运，与冠心病发病呈负相关。

3. 联合好朋友，战胜敌人

上面提到的低密度脂蛋白和胆固醇结合形成低密度脂蛋白胆固醇，高密度脂蛋白和胆固醇结合形成高密度脂蛋白胆固醇。它们一个是健康的好朋友，一个是健康的大敌。

如果把肝脏和周围组织比作公交路线的两个终点站，那么低密度脂蛋白和高密度脂蛋白就是肝脏与周围组织间的两辆单程车，胆固醇就是车上的乘客。

低密度脂蛋白将胆固醇从肝脏一批一批地运输到周围组织（包括血管），被认为是导致动脉粥样硬化的重要因素，它在血液中的水平越高，动脉粥样硬化的可能性就越大。主要原因是血液中的低密度脂蛋白胆固醇越多，越有助于形成斑块，并堆积在我们的动脉壁内，这些脂质随着时间的推移堆积越来越多，越来越厚，最终，斑块阻塞了那些动脉，使得动脉中富含氧气的血流不能很好地流入身体相应的部位。如果斑块聚集于给心脏供血的动脉内，即冠状动脉，心肌就会出现缺血、缺氧状况，进而导致冠心病发作；如果发生在脑部血管内，则为"中风"。因此可以说，低密度脂蛋白胆固醇是健康的一大拦路虎，是我们的敌人。

高密度脂蛋白就如同血管内的清道夫，可以运载周围组织中的胆固醇到肝脏进行代谢，然后降解为游离胆固醇，再转化为胆汁酸或直接通过胆汁从肠道排出。因此高密度脂蛋白水平的升高有利于促进外周组织（包括动脉壁）移除胆固醇，从而防止动脉粥样硬化的发生。所以，高密度脂蛋白胆固醇才是我们的好朋友。

4. 不为你知的危害

血脂虽说是人体内一种重要的物质，有其重要的功能，但是也不能超过一定的范围（正常范围）。简单地说，如果血脂过多，容易造成"血稠"，沉积在血管壁上，逐渐形成小"斑块"，并日益增多、增大，逐渐堵塞血管，使血流变慢，严重时还会中断血流。就像热水器水管中的水垢越积越多，最终堵塞水管，水流越来越慢，严重时流不出来水一样。

但也有不少血脂增高的人只是单项指标出现异常而已。如果血液中胆固醇浓度过高的话，即血浆中低密度脂蛋白过高，也可对许多脏器产生危害，特别是可以在血管壁内沉积形成斑块，促进动脉粥样硬化的发生，导致管腔狭窄，引起心肌缺血和心肌梗死。因此，当血液中胆固醇异常增高时，发生心脏病的危险性也会相应地增加。

任何甘油三酯来源过多（包括进食和自身合成）或分解代谢障碍或两者兼有均可引起高甘油三酯血症。如果血液中的甘油三酯过高，可增加患者的凝血倾向，促进动脉硬化的形成和发展，也同样会导致血管管腔狭窄，引发心肌梗死、冠心病等。

过多的脂质不仅会沉积在心脏的冠状动脉上，还会沉积在身体其他地方的血管上，如果沉积在脑血管上，就会引起脑血管硬化，引起脑血栓、脑溢血；如果沉积在肝脏上，则会引起脂肪肝；如果沉积在肾脏血管上，还会引起肾结石，加速肾功能衰竭；如果过多的脂质沉积在下肢血管上，时间一长就会引起下肢坏死，乃至瘫痪。

此外，高血脂还可引发高血压，诱发胆结石、胰腺炎，使肝炎加重，导致男性性功能障碍、老年性痴呆等疾病，还会影响视力与听力。最新研究提示，高血脂还可能与癌症的发生有关。

5. 哪类更可怕

如果血清总胆固醇（TC）或甘油三酯（TG）水平过高，或血清高密度脂蛋白胆固醇（HDL-C）水平过低，就可以称之为高脂血症，它是脂质代谢异常的代名词。

高脂血症因其致病原因不同可分为继发性高脂血症和

原发性高脂血症。

继发性高脂血症是指由于系统性疾病或药物所引起的血脂异常。可引发继发性高脂血症的常见疾病有甲状腺功能减退症、糖尿病、肾病综合征、肾功能衰竭、肝脏疾病、系统性红斑狼疮、骨髓瘤、脂肪萎缩症等等。某些药物如利尿剂、β-受体阻滞剂、糖皮质激素等也可引起继发性高脂血症。

原发性高脂血症是指在排除了由于全身性疾病所致的继发性高脂血症后，因先天性缺陷（家族性）以及某些环境因素相互作用引起的脂质和脂蛋白代谢异常。这些环境因素主要是饮食因素，即高胆固醇和高饱和脂肪酸摄入以及热量摄入过多而引起的超重，另外不良的生活方式如吸烟、饮酒等也包括在这些环境因素内。

6. 试着对号入座

根据血中不同种类的血脂异常，世界卫生组织（WHO）经修正原先的 Fredrickson 等人的分类，临床上把高脂血症分为六种类型。但从实用角度出发，我国的《中国成人血脂异常防治指南》也将血脂异常进行了简易的临床分型。大家可以通过这个简表来了解一下自己的血脂情况。

高脂血症的分型及临床表现（WHO 分型）

型别	甘油三酯	胆固醇	脂蛋白胆固醇	电泳图形	临床表现	继发疾病
I 型	↑↑↑	↑	HDL-C↓	CM↑↑↑	急性腹痛、胰腺炎	胰腺炎，I型糖尿病
IIa 型	↑↑↑		LDL-C↑	β↑↑↑	黄色瘤，腱性黄斑瘤，角膜弓状云，心血管疾病的危险性明显增加	甲减，肾病综合征，巨球蛋白血症，多发性骨髓瘤
IIb 型	↑	↑↑↑	LDL-C↑ VLDL-C↑ HDL-C↓	β↑↑↑ per-β↑		
III 型	↑↑	↑↑	IDL-C↑	宽β	四肢、臀部黄色瘤，角膜弓状云，冠心病及外周血管病发病率高	甲减，糖尿病，多发性骨髓瘤，丙种球蛋白异常
IV 型	↑↑↑	↑	VLDL-C↑ HDL-C↓	per-β↑↑↑	症状多样化，可以无症状，45岁以上易患冠心病	急性反应肥胖症，糖尿病，肾病综合征

（续表）

型别	甘油三酯	胆固醇	脂蛋白胆固醇	电泳图形	临床表现	继发疾病
V型	↑↑	↑	HDL - C↓	CM↑↑ per - β ↑↑↑	肝脾肿大，结节性黄斑瘤，胰腺炎，心血管病危险性明显增加	甲减，糖尿病，肾病综合征，多发性骨髓瘤

血脂异常的临床分型（中国）

分型	总胆固醇	甘油三酯	高密度脂蛋白胆固醇	相当于WHO 表型
高胆固醇血症	增高			Ⅱa
高甘油三酯血症		增高		Ⅳ、Ⅰ
混合型高脂血症	增高	增高		Ⅱb、Ⅲ、Ⅳ、Ⅴ
低高密度脂蛋白甘油三酯血症			降低	

7. 找找原因

大家有没有这样的体会：有时候生病了往往不知道为什么就这样了，更有甚者，有些人不管三七二十一就随便吃药，结果不仅病没见好，还产生其他不良的影响。其实疾病的发生都是有根可循的，找到原因对症下药才能有效地治疗疾病。并且疾病发生的原因也不一定是单一的，那为什么会发生脂质代谢紊乱呢？为什么血脂的某些指标会增高呢？

现在仔细地分析一下导致高脂血症两个主要原因：

遗传因素 遗传可通过多种机制引起高脂血症，某些可能发生在细胞水平上，主要表现为细胞表面脂蛋白受体缺陷以及细胞内某些酶的缺陷（如脂蛋白脂酶的缺陷或缺乏），也可发生在脂蛋白或载脂蛋白的分子上，多由基因缺陷引起。例如，如果低密度脂蛋白（LDL）受体或合成脱辅基蛋白、脂蛋白等基因先天性缺乏，就会导致胆固醇和甘油三酯含量增高，当酶缺乏时，乳糜颗粒分解就会出现问题，并导致甘油三酯浓度升高；或者当游离脂肪酸燃烧后剩余的脂蛋白在肝脏的吸收发生问题，导致甘油三酯增加。当肝脏、肾脏为主的器官中低密度脂蛋白受体结构出现异常时，细胞就会无法摄取低密度脂蛋白，导致低密度脂蛋白所含的胆固醇增高，这就是"家族性高胆固醇血症"。

饮食因素 饮食因素听起来容易，却是最难操控的一种因素，在高脂血症患者中有相当大的比例是由饮食因素造成的。糖类摄入过多，可影响胰岛素分泌，加速肝脏极低密度脂蛋白的合成，易引起高甘油三酯血症。胆固醇和动物脂肪摄入过多与高胆固醇血症形成有关，其他膳食成分（如长期摄入过量的蛋白质、脂肪、碳水化合物以及膳食纤维摄入过少等）也可导致本病发生。

谨慎预防

8. 探寻血脂之源

一旦血脂发生异常，大家首先就会疑惑升高的血脂是怎么来的。只有知道了来源，大家才可以在日常生活中做好预防。下面我就来告诉大家。

大部分胆固醇是由人体自身合成的（以肝脏和小肠为主，约 1000 毫克），只有少部分（约 100～500 毫克）是从饮食中获得的。尤其是高热量、高脂肪和高饱和脂肪酸饮食可以促进胆固醇的合成，使血液中胆固醇的浓度升高；而低热量饮食和饥饿则会减少胆固醇的合成，使血液中胆固醇的浓度下降，另外，食物中的纤维素也可以减少胆固醇的吸收。

血液中的甘油三酯同胆固醇一样也有两种来源，大部分是从饮食中获得的，少部分是由人体自身合成的。比如我们平时食用的植物油和动物油，其分子成分大部分为甘油三酯。

血浆中的磷脂主要由肝脏和小肠黏膜合成，食物中例如蛋黄、瘦肉等也含有磷脂。食物中的磷脂需要在小肠中水解后才能吸收。

此外，非游离脂肪酸也多来源于食物。其中饱和脂肪酸主要来源于动物脂肪、肉及乳脂中，这些食品中也富含胆固醇。所以进食较多的饱和脂肪酸也就意味着进食较多的动物胆固醇。还有某些热带植物，如椰子油和棕榈油也含有较多的饱和脂肪酸。不饱和脂肪酸包括亚油酸等，主要存在于橄榄油、花生油等植物油中。它富含热量，如进食过多就会使体内总热量增加，进而使体重增加。

9. 高血脂的易发人群

具有高血脂家族史的人 许多高脂血症具有家族聚集性，有明显的遗传倾向，所以有高脂血症家族史的人更应该提早预防环境因素对血脂的影响，将危险性降到最小。

体型肥胖者 肥胖人的机体组织对游离脂肪酸的动员和利用比瘦人少，血中的游离脂肪酸就会积聚，血脂容量也会增高。而且肥胖病人空腹就餐后血浆胰岛素浓度常常会增高，约比正常人高 1 倍。由于胰岛素有促进脂肪合成、抑制脂肪分解的作用，故肥胖者常出现高脂血症。此外，肥胖者餐后血浆乳糜微粒被清除的时间会延长，血中胆固醇含量也会升高。甘油三酯和胆固醇含量的升高与肥胖程度成正比，所以形成的高脂血症很容易诱发动脉粥样硬化、冠心病、胆石症等疾病。

中老年人 随着年龄的增加，各种疾病的发生率相继增加，血脂异常也在增加，而且增加的幅度很大，这一方面可能是由于老年人的运动量在减少，导致血脂的堆积增加；另一方面也可能是由于中老年人机体的代谢能力在不断下降，因此疾病的早期预防要从年轻人抓起。即使工作再忙，也要抽出时间去检查一下身体，"防患于未然"，不让疾病找上门来。

长期高糖饮食者　这样的饮食非常容易导致肥胖，更增加了血脂异常的发生率。

绝经后妇女　研究发现，成年女性的血胆固醇含量40岁以前低于男性，而绝经前后女性的胆固醇水平逐渐升高并超过男性。其他血脂成分如甘油三酯、低密度脂蛋白、高密度脂蛋白在女性体内变化的情况也基本相似。究其原因，简单地说，就是体内激素发生了变化。女性在正常月经周期，激素分泌正常，体内有足够的雌激素。雌激素可以降低低密度脂蛋白水平并升高高密度脂蛋白水平，并且有抗氧化剂的作用，可以防止动脉粥样硬化的形成，同时还可以防止和减少血栓的形成。

而绝经后由于卵巢功能的减退，内源性雌激素分泌减少，就会导致血胆固醇、甘油三酯、低密度脂蛋白的水平升高，高密度脂蛋白水平降低，这将增加冠状动脉以及脑动脉的硬化程度，从而使冠心病和脑中风等疾病的发病率增加。有研究表明：绝经前女性冠心病的发病率仅为男性的1/4，而绝经后男女冠心病的发病率就几乎相等了。

长期吸烟、酗酒者　持续而少量地饮酒可使血液中的高密度脂蛋白含量升高，也就是说有降低血脂的作用，因此对心、脑血管系统有保护作用，可以抑制动脉硬化的形成。但是经常大量饮酒，酒中含有的乙醇会使血清总胆固醇、甘油三酯、低密度脂蛋白的含量明显升高，使这些人患高血压、中风和肝硬化的危险性也大大增加。

吸烟可以使血液中的胆固醇和甘油三酯含量明显增加。据调查，吸烟者血清甘油三酯含量比不吸烟者高10％至15％，而高密度脂蛋白水平却比不吸烟者低。可见，吸烟是血脂代谢异常的重要影响因素，也是引发冠心病、脑卒中等的重要危险因素。如果吸烟的同时再饮酒，则会加速动脉硬化的过程。

习惯于静坐的人　这类人由于久坐不动，吸收的能量很难得以消耗，更易于囤积脂肪，增大了患病的可能性。上海市体育科学研究所对本市公务员进行的体质监测显示，半数以上的公务员日常生活和工作中的静坐状态超过5小时，其中三成甚至超过7小时，多数公务员已处于亚健康状态。

此外，生活无规律、情绪易激动、精神常处于紧张状态者，患肝肾疾病、糖尿病、高血压等疾病者，也是高血脂的易发人群。

10. 中年人须小心血脂异常

人到中年，由于工作紧张，缺乏运动、生活饮食不规律，尤其是过量食用高脂肪食物，容易造成高血脂。高血脂与遗传有关，如果家族有心血管疾病病史的人，中年以后就更要注意预防血脂过高。

血脂高，首先会影响人体的心血管系统，导致动脉粥样硬化、冠心病、脑卒中等疾病，还可能导致脂肪肝。

血脂高对人体有一定的危害，预防应该从早做起，因此平时应该注意以下几个方面：

（1）饮食要平衡、多样化，除米面杂粮均衡食用外，要多吃绿色的新鲜蔬菜，常吃鱼类、瘦肉、鸡蛋、豆制品、牛奶、蒜、洋葱、醋、水果等，少吃动物油及糖、奶油，不暴饮暴食，不饮烈酒、咖啡和浓茶等。

（2）根据身心情况锻炼身体，做各种保健活动，如做健身操、散步、打太极拳等，但不要超负荷运动。

（3）生活要有规律，劳逸适度，保证较好的睡眠与休息。

（4）定期进行身体检查，监测血压、血糖、血脂等是否正常。如有条件还可做血液黏度检查。

11. 不容小觑的环境影响

人体内血脂和维生素 D 一样，存在季节的波动，在不同季节血脂水平是不一样的。研究结果发现，人体的血清胆固醇水平秋季最高，夏季最低，春冬两季的胆固醇水平介于秋夏两季之间。而血清甘油三酯水平春季最高，秋季最低，夏冬两季的甘油三酯水平则介于春秋两季之间。这一方面与人体内部的生理、生化过程随周围环境而发生周期性改变的规律有关；另一方面也可能与人们在不同季节中所摄入的食物种类和数量变化有很大关系。

在职业方面，不同职业的人血清脂质和脂蛋白水平也不相同。从事脑力劳动者的血清胆固醇和甘油三酯含量较从事体力劳动者高，而高密度脂蛋白水平则明显低；城市居民的血清胆固醇和甘油三酯含量又高于农民。

12. 误区危害知多少

误区一：瘦人血脂不会高？

在单位体检中，高高瘦瘦的吴先生被查出有高血脂，而被称为"肥佬"的同事却安全没事，这让大家很吃惊。因为一直以来，大家都以为只有胖人才会患上高血脂这种

"富贵病"，其实不尽然。

在临床上，高脂血症的成因在上文我们已经跟大家介绍过了，但它并没有告诉大家瘦子就不会血脂异常。虽然就身体胖瘦而言，高脂血症的患者最多见的是偏胖者，但瘦人患高脂血症者也屡见不鲜。所以高脂血症与体型胖瘦无必然联系，因此就不能以胖瘦来判断高血脂的有无。据临床上总结，瘦人的高脂血症特点多为低密度脂蛋白胆固醇偏高，而高密度脂蛋白胆固醇水平多低于正常水平，这类病人较易患上心脑血管疾病。由于血脂紊乱可以在相当长时间内无症状表现，所以许多瘦人误认为自己与高血脂无缘，因此在饮食和生活方式上无节制，但一旦出现症状却比其他人更严重。因此，瘦人也应特别注意血脂。

误区二：面对疾病，只要年轻体力好，就不怕！

不少年轻人认为，自己年轻有资本，疾病距离自己还甚远，单位多次体检，均不参加，结果有些人刚刚 30 岁甚至才 20 多岁就得了心肌梗死或心源性猝死，这些人往往是忽略了健康，忽略了预防的重要性。这些人常常早已具备了我们前面提到的那些危险因素，例如生活上的不良习惯——吸烟、饮酒、生活不规律、工作紧张等。一些人可能早就有高血压或糖尿病，只是得而不知。其实平时应该常测血压，尤其是那些家族中有高血压病病史的人，更应注意经常测量血压，并注意检查血脂、血糖等这些代谢指标。

误区三：小毛病，不必大惊小怪！

很多中青年人长期忙于工作，得了病不去看，一些人还得意洋洋地说：男儿有泪不轻弹。小毛病，不碍事，挺挺就过去了。我们遇到过这样的病人，胸骨后闷痛，结果挺呀挺呀，最后力不从心才去医院，一做心电图是广泛前壁心肌梗死，室壁瘤也形成了，将来肯定会造成心功能不全，这就是小病不去就医造成的终生遗憾。

误区四：胆固醇越低越好？

高胆固醇被很多中老年人视为洪水猛兽，总是希望它越低越好。事实却并非如此。

胆固醇就像一把双刃剑，过高确实会增加患心脑疾病的危险，但过低也会出现种种问题。因为，胆固醇是人体必不可少的"建筑材料"，用以支撑体内所有细胞的形状结构；胆固醇还是细胞膜的组成部分以及合成激素和胆汁的关键成分。胆固醇不足，人的情绪便会出现极不稳定的现象。

正确的做法是：40岁以下的人每5年做一次血脂检查，45岁以上的人每1年做一次血脂检查，而有冠心病易患因素（高血压、糖尿病、肥胖、高血脂等）的人，应半年查一次血脂。在医生的指导下，将胆固醇不高不低地控制在标准范围内。

13. 预防药物致病

吴女士今年 28 岁，单位体检，查出血脂高。她自己是百思不得其解。因为爱美的她为了保持年轻，对自己的饮食格外严格，除了食用必需的优质蛋白，她几乎都快成素食主义者了；并且每周三次的健身运动几年来也是坚持不懈，同事们无不佩服她的意志。她怎么也没想到自己这么年轻血脂就出了问题，后来去咨询医生，才明白了真正的原因。原来自打她结婚，五年来一直长期口服避孕药避孕，这就是导致她血脂升高的罪魁祸首。

避孕药是不同类型的雌激素和孕激素按不同的比例制成的人工合成剂。大量研究表明，口服避孕药可以引起血液中的胆固醇、甘油三酯、低密度和极低密度脂蛋白胆固醇水平升高，这将大大增加动脉硬化的危险性。

美国对 2606 个白人妇女进行了一项研究，在对服用口服避孕药与不用该药者进行比较后发现，口服避孕药者其血液中的低密度脂蛋白胆固醇水平和甘油三酯明显增加；而对高密度脂蛋白胆固醇水平的影响决定于这类药物中雌激素和孕激素的比例。其中，雌激素含量越高，高密度脂蛋白胆固醇水平增加越明显，而孕激素则相反。因此对于避孕药的服用也应该有所选择，而不应该随意选用。

研究表明，含雌激素和低剂量的孕激素的配方较好。

14. 好习惯成就好血脂

金灿灿的炸鸡腿外酥里嫩，咬一口，满嘴流油，吃的人感觉香到了骨髓里；褐色的冰凉可乐，冒着快乐的气泡，喝一口，让人打一激灵，唯有"爽"字才能概括；浓香的芝士，嵌缀着美味的培根、腊肉，星星点点的红绿青椒，再配上一杯精致的三色冰激凌，很多人认为幸福的感觉就在于此。当这些人乐此不疲地大嚼快餐时，总是会安慰自己，那里的瘦肉、青菜、碳水化合物相当有营养，却早已忘记了这些食物带给我们的伤害，人类的高脂血症也就自然而然与一些不良的生活习惯挂了钩。

事实上，我们是可以通过改变生活习惯，特别是饮食习惯来预防血脂升高的。俗话说"病从口入"，预防血脂升高也要把握"口"这一关，再辅以其他措施。

（1）凡是肥胖者要控制饮食，控制摄入量，增加消耗，使体重逐渐恢复到标准体重。

（2）平素饮食要尽量以低脂、低胆固醇、适量蛋白质的食物为宜，少食动物内脏及一些含胆醇高的食物。减少肥肉、黄油、鸡蛋的摄入量，增加家常食物，如瘦肉、鱼、人造黄油等的摄入量，这能使人的血清胆固醇平均含量明显降低。

（3）多吃新鲜绿色蔬菜和水果及含碘丰富的食物（如海带、紫菜等），可防止动脉硬化的发生、发展。

（4）多吃纤维素含量高的蔬菜（如芹菜、韭菜等），少吃盐和糖。

（5）每餐饮食要适当，不宜暴饮暴食。

（6）忌烟限酒。

（7）积极治疗原发病，如糖尿病、胆结石等。

（8）坚持体育锻炼，每天坚持运动至少 30 分钟，任何运动都可以，包括做家务，否则你的体重将会以每年 2 公斤的速度增长。可不要小瞧这 2 公斤，时间长了，极为可怕。

15. 规律生活，适当运动

我们好多人觉得心肌梗死、脑卒中是突然发生的，其实并不是这样，所有的心肌梗死、脑卒中的发病都不是对健康人无中生有的突袭，而是全身动脉粥样硬化渐变的必然结果。高血脂病人更应注意生活规律，按时作息，建立一种适合自己身体情况的生活制度。高血压和高血脂病人在生活起居方面应注意以下几点：

遵循"生物钟"

定时作息，生活应有规律，按时起床、进食、活动、学习及就寝，按照自然"生物钟"的节律作息和活动，这样才能有利于健康及预防高血压并发症的发生。公鸡破晓啼鸣，蜘蛛凌晨4点织网，牵牛花凌晨4点开放……生物无论大小，它们的活动都有一定的节律性。人的生理活动无疑也随着周期性的节律来运行，有高潮、有平潮、有低潮，打破这种正常的生物钟节律就会导致疾病，加速衰老。健康长寿者的养生之道千差万别，但规律生活这一条是相同的。

适应自然

人类生活在自然界中，与自然界的变化息息相关。人体应学会适应这些变化。如衣着方面，应根据不同季节，及时增减衣服；住房要阳光充足，防潮防湿，空气流通，周围有条件的亦可种些花草树木。

注意清洁卫生

良好的卫生习惯是增进身体健康的重要因素。

戒除不良习惯

高血脂病人应戒烟，避免酗酒及暴饮暴食等。

节制性欲

和谐的性生活能使人感到心情愉快，精神饱满；放纵的性生活易造成疲乏无力，精神萎靡不振，久而久之还可以引起早衰。性生活次数可根据每个人的生理状况而定，中年以后可以每周或数周一次，因人而异。

16. 习惯 "三个三"

三个 "半分钟"

美国科学家发现，很多病人白天状况很好，夜里突然就死了。奇怪，怎么会白天好好的，夜里死了呢？后来才知道是夜里起来太快，突然的体位变化造成体位性低血压（又叫直立性脱虚或位置性低血压），导致脑缺血，头晕，晕倒，一下子就造成了脑外伤，有的人由脑缺血变成了脑血栓，有的人突然心脏缺血，发生心绞痛、心肌梗死，所以经常有夜里突然体位变化而造成意外情况的发生。

而这种情况是完全可以避免的。夜里醒过来，在床上先躺半分钟，不要马上起来，坐起来半分钟，两腿下垂半分钟，经过这三个半分钟，你再起床上厕所就没有问题了。

注意三个半分钟，可以不花一分钱，减少或防止很多病人的猝死或发生意外。

三个 "半小时"

三个半小时，是早上活动半小时，跑步、做操都可以，中午午睡半小时，晚上散步半小时。

午睡很重要，有午睡习惯的人冠心病死亡率明显比没有午睡习惯的人低，只要每天坚持午睡半个小时，冠心病死亡率可减少30％。因为午睡这段时间，血压是低谷，心脏因而得到了保护。上班后血压一直居高不下，午间小憩后，血压会降下来，下午再上班精神也好。按照生物钟节律，该休息还得休息，工作再忙，也不要连续24小时工作，"一张一弛，文武之道"。

避免两个三联症

第一个三联症是"寒冷、劳累、清晨"。

来寒流后下雪天的第二个早上，冠心病、猝死发病率最高。上午6点到11点，是"魔鬼时间"，这时候心脏血管负担最大；另外，清晨时，经过一夜的休息、代谢、排泄，体液浓缩，血液最黏稠，交感神经最兴奋，血管收缩物质渐增，寒冷又加剧了这种情况。此时心脏耗氧量最多，血管阻力大，高血压、心血管疾病患者就容易造成猝死事件，很危险！所以冬天来寒流的第二天早上应格外小心。

第二个三联症就是"饱餐、饮酒、兴奋（激动）"，易造成心肌梗死、心律失常，应注意避免。

17. 高脂血症病人睡前五忌

高脂血症病人在睡前有五忌：

一忌枕头太高。头部铺垫过高，颈部肌肉和韧带过度牵扯，会挤压颈部血管阻断血流，造成供血不足，易导致脑梗塞。

二忌睡前吃得过饱。饱餐后会使血流集中在胃肠道，使心脑的血流相对减少，易引起脑梗塞、心绞痛、心肌梗死。

三忌睡前服用大剂量安眠药、较强的降压药或血管扩张药。这些药物会减缓血流，使血液黏稠度增高，易引起大脑灌注障碍，导致缺血性脑中风。

四忌睡前酗酒。酗酒后，血浆及尿液中儿茶酚胺含量迅速增加，而儿茶酚胺是升高血压的"元凶"，加之高血脂病人易合并动脉粥样硬化和高血压，使血压更加速升高，可能导致脑中风和猝死。

五忌睡前大量抽烟。烟毒可使血管痉挛收缩、血压升高，使血小板聚集形成栓塞，会引起心绞痛，甚至心肌梗死。

18. 预防高脂血症，从娃娃抓起

冠心病是目前全球最常见的致死性疾病之一，是动脉粥样硬化的一种主要表现形式。许多实验、临床、病理学和临床流行病学资料均支持血浆胆固醇水平升高在成人冠心病发生、发展中起着极其重要的作用。该病虽然在中年以后才出现临床症状，但冠状动脉粥样硬化的病理改变从儿童早期就已经开始，并且这个过程与升高的血浆胆固醇水平有相当密切的联系。美国通过大量尸检和临床追踪，发现冠心病、动脉粥样硬化和高血压都起始于儿童或青少年时期，并已出现心脑病理改变。

有一项研究发现，50％以上的10～14岁儿童的冠状动脉已出现提示动脉粥样硬化的特征性巨噬泡沫细胞和含脂质的平滑肌细胞，大约8％的10～14岁儿童有更明显的细胞外脂质聚积性改变，并且发现血浆低密度脂蛋白胆固醇水平与冠状动脉脂肪条纹及纤维斑块的扩展均明显相关。这说明冠心病的部分危险性因素在儿童期即已存在，并且能加剧儿童动脉粥样硬化发展的病理过程。

鉴于以上研究结果，预防动脉粥样硬化应该从少年儿童开始。对有以下情况者，更应引起注意：①家族中有原发性高脂血症患者的少年儿童；②家族中有冠心病和脑卒中患者的少年儿童。

调节饮食

19. 饮食调节三原则

世界卫生组织（WHO）对影响人类健康的众多因素进行了评估，其结果表明：遗传因素对健康的影响居首位，约为 15％；膳食营养因素对健康的作用仅次于遗传因素，约为 13％；医疗卫生条件因素为 8％。由此可见，膳食营养对人体的健康是多么重要，不良的饮食习惯可造成肥胖、高血压、高血脂、糖尿病、冠心病、动脉硬化等，而良好的饮食习惯则可治病防病。

进行饮食治疗，我们需把握三个原则：

（1）限制摄入富含脂肪、胆固醇的食物。日常食物中胆固醇含量见下表：

日常食物中胆固醇的含量（毫克/100 克）

食　　物	胆固醇水平	食　　物	胆固醇水平
松花蛋	690	肥猪肉	107
猪肝	469	带鱼	103
对虾	327	瘦猪肉	77
海蟹	227	奶粉（全脂）	71
蛋黄	210	牛肉（瘦）	58
糖、蛋糕	199	冰激凌	51

（续表）

食　物	胆固醇水平	食　物	胆固醇水平
鲜贝	173	海参	51
鸡肉	171	奶粉（脱脂）	28
奶油	168	牛奶	13
草鱼	143	酸牛奶	12
鲤鱼	140	海蜇	8
牛油	135	蔬菜	0
火腿	120	谷、豆	0

（2）选用低脂食物（植物油、酸牛奶）。

（3）增加维生素、纤维（水果、蔬菜、面包和谷类食物）的摄入量。

20. 低胆固醇饮食六建议

（1）避免食用西式早点，即限制黄油、奶酪等的食用量。如果一定要吃面包，可以食用不饱和脂肪酸——亚油酸含量丰富的人造奶油来代替黄油，还可以食用含脂肪较少的熏肉来减少饱和脂肪酸的摄入。

（2）限制肉类和蛋类的摄入，每天只吃一次鱼和豆类制品。

（3）乳制品应该选择低脂肪型的（牛奶可以提供大量的钙源，所以应长期饮用）。

（4）每天吃一定量的蔬菜和海藻类食品。

（5）不吃黄油、动物油等含饱和脂肪酸较多的食用油，食用橄榄油、色拉油、调味汁等含不饱和脂肪酸的食用油。

（6）在前面的基础上，还要做到适量饮食，避免过多饮食。

21. 膳食结构合理保健康

（1）热量摄取均衡，饥饱不宜过度，不要偏食，切忌暴饮暴食或塞饱式进餐，改变晚餐丰盛和入睡前吃夜宵的习惯。

（2）主食应以谷类为主，粗细搭配，细粮中可适量增加玉米、莜面、燕麦等成分，保持碳水化合物供热量占总热量的 55％以上。

（3）增加豆类食品的摄入量，提高蛋白质利用率，以干豆计算，平均每日应摄入 30 克以上，或豆腐干 45 克或豆腐 75～150 克。

（4）在动物性食物的结构中，增加含脂肪酸较低而蛋白质较高的动物性食物，如鱼、禽、瘦肉等，减少陆生动物脂肪，最终使动物性蛋白质的摄入量占每日蛋白质总摄入量的 20％，每日总脂肪供热量不超过总热量的 30％。

（5）食用油保持以植物油为主，每人每日用量以 25～30 毫升为宜。

（6）膳食成分中应减少饱和脂肪酸的摄入，增加不饱和脂肪酸的摄入（如以人造奶油代替黄油，以脱脂奶代替全脂奶），使饱和脂肪酸供热重不超过总热量的 10％，单不饱和脂肪酸供热量占总热量的 10％～15％，多不饱和脂肪酸供热量占总热量的 7％～10％。

（7）膳食中胆固醇含量不宜超过 300 毫克/日。

（8）保证每人每日摄入的新鲜水果及蔬菜达 500 克左右，并注意增加深色或绿色蔬菜的摄入比例。一般每人每日可摄入新鲜蔬菜 400 克、水果 100 克。

（9）减少精制米、面、糖果、甜糕点的摄入，以防摄入热量过多。

（10）膳食成分中应含有足够的维生素、矿物质、植物纤维及微量元素，但应适当减少食盐的摄入量。

（11）少饮酒，最好不饮。

（12）少饮咖啡、含糖多的饮料，多喝茶。

22. 降血脂别光靠少食多餐

最近流传这样一种说法——少食多餐可降低高血脂，对此，专家认为，对于高血脂病人来说，如果能够根据血脂增高的类型，确定合理的膳食，该吃的吃，不该吃的严格禁止，然后在此基础上做到少食多餐，并且确保每餐不过量，那么对于降低高血脂还是很有好处的。但是，如果单纯依靠少食多餐，那就太片面了。

事实上，我们通常所说的高血脂主要包括两方面，即胆固醇和甘油三酯。针对高脂血症的类型，即血胆固醇和甘油三酯是某一项增高还是两项都增高，就成为选择适当饮食的关键。

仅胆固醇高，甘油三酯正常者，合理膳食的关键是限制胆固醇的摄入。应忌吃或少吃含胆固醇的食物，如动物内脏、蛋黄、肥肉、蚌、田螺、鲍鱼、墨鱼等。对于一些胆固醇含量并不高的食物，如瘦猪肉、牛肉、鸡肉、鱼等，可适量吃一些，以补充营养。

仅甘油三酯高而胆固醇不高者，饮食的注意事项有所不同。首先是要限制进食，增加运动，使体重尤其是腹围降到正常范围；其次，对于碳水化合物的摄入要严格控制，尽量少吃或不吃，因为碳水化合物可以在体内转化为甘油三酯；第三，要戒酒，因为血液中酒精浓度长期过高可促使甘油三酯含量上升。但是，对于这类患者有一点宽限，就是对蛋黄、蟹黄等含胆固醇较多的动物性脂肪可适当放宽一点，偶尔吃点也可以。

对于血胆固醇和甘油三酯都高者，专家建议对饮食的控制要十分严格，既要限制高胆固醇食物，又要降低体重，还要戒酒。

23. 你知道这些饮食误区吗

误区一

所谓合理的饮食包括两方面的意义：第一，所采取的饮食措施既要达到降低血脂的目的，又要使病人获得足够的营养供给，才能保证身体健康。那种以素食为主或"三不吃"（肉不吃、蛋不吃、鱼不吃）的片面做法，决不可取。因为完全素食是不益健康的，会导致人体叶酸缺乏，进而使半胱氨酸含量增高。高半胱氨酸血症也是冠心病的独立危险因素，且已被很多学者证实，所以我们提倡"什么都吃，适可而止"。

第二，饮食治疗应根据不同的高脂血症的类型而异，还要因人而异，切不可生搬硬套，更不可道听途说。真正降血脂的饮食还是少热量、少油、少动物性蛋白质。所以正确的观念应该是"少"吃，而不是"多"吃某些或绝对不吃某些食物。

大家要时刻谨记的是，饮食的调节是要获得健康的身体，如果为达到健康血脂的目的，不合理饮食，也会同样危害健康，"丢了西瓜捡芝麻"的事我们可不能做。

误区二

"拒绝吃蛋"并不是饮食控制血液中胆固醇含量的好方法，因为不只是蛋中的蛋黄，食物中许多非胆固醇的成分也会影响血液中胆固醇的浓度，特别是饱和脂肪酸。饱和脂肪酸大部分来自于动物性食物。所以如果你毫不顾忌地大吃动物性食物，即便你不吃蛋，仍然无法有效地控制血脂。如果你只吃蛋清，又限制了饱和脂肪酸的摄入，那就相对来说好很多啦！

误区三

退休教师陈老师在最近一次体检时发现血液中甘油三酯、胆固醇含量都较高，医生诊断他患了"高脂血症"。陈老师从一些医学报刊上也获知：吃高脂肪、高胆固醇食品会使血脂增高，容易导致冠心病发作。于是，他不仅忌食肥肉、猪肝等食品，而且连每天喝的牛奶也不敢喝了。理由是牛奶中富含脂肪，也会引起血脂升高。

生活中，一些得了高血脂的老人，常常会谈"脂"色变，怕的是血脂高会导致冠心病，担心吃进的高脂肪食品会造成血脂升高。然而，高脂血症者拒绝喝牛奶是绝对不可取的，因为喝牛奶是不会导致血脂升高的，且牛奶对老年人还益处多多。

从牛奶的成分看，尽管牛奶中所含饱和脂肪酸较多，不饱和脂肪酸较少，但牛奶中还含有一种耐热的低分子化合物，它可以抑制胆固醇的合成，且牛奶中含有的乳清酸可影响脂肪代谢，富含的钙质也有减少胆固醇吸收的作用。正因为牛奶中各种成分间具有神奇的协调作用，所以喝牛奶不但不会使血脂升高，反而有降低血脂的效果，而普通的酸奶降低胆固醇的效果比鲜牛奶还要显著。

误区四

很多患者都认为只有油才是膳食脂肪的唯一来源，因此就觉得只要炒菜少用油就能限制脂肪了。其实，我们日常生活食用的很多食物中都含有脂肪，如蛋类、奶制品、动物内脏、豆制品、硬果类食物都含有脂肪，即使是谷类、蔬菜中也含微量脂肪。例如 20 粒花生米或者 40 颗瓜子、2 个核桃等都基本上相当于 10 克纯油脂（约 1 勺油）的含脂量。

另外，很多人都知道肥肉中脂肪和胆固醇的含量高，因此就认为只要不吃肥肉，瘦肉可以随便吃，血脂也绝对不会增高。其实，这种做法是不对的。举个例子来说，同样是瘦肉，猪肉胆固醇含量远比牛肉和羊肉高；另外，猪瘦肉中含的饱和脂肪酸比例在所有肉类里也是最高的。所以，要预防高血脂，瘦肉也是不能多吃的，特别是猪瘦肉。

24. 选择适当的烹调方法

食物的加工制作方法有很多种，根据高脂血症患者需用低脂、低热量饮食的要求，下面介绍几种适合高脂血症患者的烹调方法。

炖

将食物洗净，切块后下锅，并倒入适量清水，放入调料，置于武火上烧开，撇去浮沫，再置于文火上炖至熟烂，其食物特点是质地软烂，原汁原味。

煨

煨是指用文火或余热对食物进行较长时间加热的烹制方法。具体操作方法有二：一是将食物放到容器里，放入调料和适量的水，再放置于文火上慢慢煨熟至软烂；二是传统的方法，用菜叶、荷叶等将食物包裹扎紧，外敷黄泥糊，再置于火灰中，利用火灰的余热将其煨熟。这两种方法做出的食物特点是熟酥、味香浓。

蒸

蒸是利用水蒸气的高温烹制。具体操作是：将食物拌好调料后，隔水煮熟。用米粉包蒸的叫粉蒸，用荷叶或菜叶包扎蒸的叫包蒸，将食物直接放入容器中隔水蒸的叫小哺蒸。可在食物中加入清水或汤汁，也可不加。蒸食的特点也是原汁原味，是健康烹调中使用最广泛的一种方法。

煮

煮也是最常用的烹制方法之一，即将食物下锅、加水，先用武火煮沸后，再用文火煮熟。一般适用于体小易熟食物的制作，煮的时间较炖短。其食物特点是味道清鲜，食物的有效成分能较好地溶解于汤汁中。

熬

熬是在煮的基础上进一步用文火熬至汁稠粑烂，比炖的时间更长。多适用于含胶质多的食物。其食物特点是汁稠味浓，粑烂易化，适宜老弱之人食用。

凉拌

凉拌是生食或近于生食的一种烹制方法。一般将食物清洗干净、切细之后，用开水烫过，再加调料拌匀即可。此种加工方法一般适用于蔬菜类食物，它能较好地保持食物的营养素和有效成分。其特点是鲜嫩而脆、清香可口。

高脂血症患者不宜采用的烹饪方法有：焖、炒、炸、烧等。

25. 少摄入钠盐与脂肪

减少钠盐的摄入

钠盐不可缺，也不可多，多则无益。

吃盐过多的人容易发生高血压，因此我们提倡大家清淡饮食。尤其是我国北方人喜欢吃口味比较重的东西，更应该加以注意。对于高血压患者，如果没有服用利尿剂的话，需要较严格的限制盐分的摄入，因为体内每增加7克钠盐会同时潴留1000毫升的水分，进而增加循环的压力，使血压进一步升高。

一般以每日摄入6克左右盐最为理想。当然，这个标准自己不好测量，建议大家早餐尽量少吃或不吃咸菜、腐乳等咸品；午餐和晚餐炒菜时要少放盐，少吃酱油。最好像我国广东人那样，他们每天膳食平均含盐量为6～7克。心力衰竭患者的盐摄入量更要减少，以每天不超过3克为宜。

减少脂肪的摄入

血脂增高是导致冠心病的一个重要因素，因此应该严格控制含高脂肪和高胆固醇的食物的摄入量，如动物肥肉、内脏、蛋黄、奶油、鱼子等，尤其应减少进食富含饱和脂肪酸的动物油和油炸食品，减少对饱和脂肪酸的摄入。植物油的特点是不饱和脂肪酸含量高，它不仅不含胆固醇，所含的植物固醇还可抑制小肠对胆固醇的吸收。而且有些植物油还有益于降低血压，如野茶油、橄榄油、亚麻籽油等，它们含有丰富的 Ω‐3 脂肪酸，可以减弱小动脉的收缩，从而降低血压。所以，我们提倡大家要多食植物油。不过，也要注意平衡，荤油素油搭配，以植物油 2 份配动物油 1 份为宜。

提倡每周至少吃两次鱼，可获取所需的脂肪酸，减少高血压、冠心病的发生。

26. 适当摄取蛋白质与碳水化合物

适当补充蛋白质

按照中国营养学会的建议，每人每天每千克体重需要 1～1.2 克蛋白质。蛋白质的来源要采用荤素搭配的形式，多食鱼、禽类、牛肉、脱脂牛奶等含脂肪量低的动物蛋白及豆制品来补充。尤其是大豆，其蛋白质的含量达到 36％～40％，而且以优质蛋白为主。鱼也是很好的提供蛋白质的食物，食用鱼类蛋白越多，冠心病发病率就越低，养成每周吃 2～3 次鱼的习惯，可以有效地降低冠心病的发病率。

为了充分发挥蛋白质的作用和提高食物蛋白质在人体

的消化吸收率，在日常膳食中，应注意采用多种食物搭配食用、荤素搭配、粮菜兼吃、粮豆混合、粗粮细作等方法来调配一日三餐。例如，将黄豆面与玉米面混合食用后，其蛋白质的生理价值可以同瘦牛肉相比。

蛋白质吃得多了也不行，如果吃太多，在蛋白质分解代谢时会增加肾脏的负担，也会增加肠道的负担。当然，这与个人的热量总需求有关。例如北京奥运会上勇夺八金的菲尔普斯，一顿早餐就要吃掉八个鸡蛋。但想想他每天消耗的热量是正常男性的 6 倍，那么吃八个鸡蛋似乎就不是那么多了。

适当摄入碳水化合物

碳水化合物指的就是糖，一般情况下，以每天摄入 250 克碳水化合物为宜，相当于 300～400 克主食，但这是不固定的，可以有伸缩。如果每天的体力活动很强的话，可以多一些，比如 350～450 克；如果比较胖，每天的活动又少，那就需要适量减少碳水化合物的摄入量，200～250 克就足够了。

有些比较肥胖的高血压患者，因为知道肥胖不利于降低血压，就一点主食都不吃，这是相当不科学的。因为我们日常的体力活动、思维，还有身体内各个器官的工作都是需要碳水化合物来提供能量的。而减肥的最好方法是适当控制膳食和适量运动。

27. 多食蔬果调血脂

一般提倡每日进食 500 克蔬菜和水果，其中蔬菜 400 克，水果 100 克，既能保证维生素 C、维生素 B 和无机盐的摄入量，又因含有大量膳食纤维，还可以预防便秘和肠道肿物发生。膳食纤维具有重要的保健作用，一方面可以促进营养物质的消化吸收、预防便秘；另一方面可以延缓食物中脂肪和葡萄糖的吸收、促进胆汁酸的排泄，从而降低血脂和血糖，预防心血管疾病。

另外，果糖含有人体所需要的各种电解质和一些食物利尿成分，能帮助身体排除不需要的水分和盐分，有利于降低血压。

来看看下面的表格吧，当然，能够调节血脂的蔬菜也不止这些呢！

具有调节血脂作用的蔬菜

食物	食物成分及降血脂作用
海带	海带属石莼科植物，味咸，性寒。全草含较多的糖类、维生素、氨基酸；无机盐含量高达 38.9%。具有降低胆固醇的作用。高血压病、高血脂、冠心病患者，用海藻 15 克、夏枯草 20 克，煎水服，每日两次，可持续服用一个时期

（续表）

食物	食物成分及降血脂作用
西红柿	西红柿是很好的保健食品。国外有人研究认为每天吃1～2个西红柿，前列腺癌发病率减少45％。西红柿主要含有蛋白质、脂肪、糖类及钙、磷、铁、烟酸、胡萝卜素、维生素 B_1、维生素 B_2 和维生素 C。食用西红柿可降低实验动物的胆固醇；番茄汁可使实验动物的血压下降。高血压患者可预先把西红柿用温开水洗净，酌情放少量白糖，每日早晨空腹生食一个鲜西红柿，10 日为一个疗程，连续服用有益。西红柿做菜熟吃更好，因为西红柿里的番茄红素是脂溶性的
洋葱	洋葱，俗称葱头。在欧洲被誉为"菜中皇后"，其营养成分丰富，除不含脂肪外，含蛋白质、糖、粗纤维及钙、磷、铁、硒、胡萝卜素、硫胺素、核黄素、尼克酸、抗坏血酸等多种营养成分。洋葱是目前所知唯一含有前列腺素 A 的植物。这种物质是一种较强的血管扩张剂，能舒张血管，降低血液黏稠度，增加冠状动脉血流量，还有降低和预防血栓形成的作用，并含有二烯丙基二硫化合物和部分氨基酸，具有降脂、降压、抗动脉粥样硬化和预防心肌梗死的奇异功能，其降脂作用比安妥明还要理想。此外，洋葱还有广谱杀菌作用。洋葱最适合中老年人食用，可每天吃 100 克左右

（续表）

食物	食物成分及降血脂作用
胡萝卜	胡萝卜富含果胶酸钙，它与胆汁酸发生化学反应后从大便中排出。而身体要产生胆汁酸势必会动用血液中的胆固醇，从而促使血液中胆固醇的水平降低
黄瓜	黄瓜具有清热、解渴、利尿作用。它所含的纤维素能促进肠道排出食物废渣，从而减少胆固醇的吸收
茄子	医学研究表明，茄子能降低体内胆固醇水平，还能防止高脂血症引起的血管损害，可辅助治疗高血压病、高脂血症、动脉硬化等病症

28. "镁"食有妙用

"心血管卫士"

据《老人报》报道，近年来，国外科学家研究指出，人到中年以后要"镁"食，即要多食含"镁"丰富的食物。

专家解释说：心血管疾病，如冠心病、高血压、高血脂、心肌梗死等多是人到中年之后发病，这与体内镁含量降低有关。研究者发现，因心肌梗死等病而死亡的患者心脏中，镁的含量远低于正常人。

原来，作为人体必需的微量元素之一的镁，对心脏、血管具有重要的保护作用，它可以减少血液中胆固醇的含量，防止动脉粥样硬化，同时还能扩张冠状动脉，增加心肌供血量。而且，镁能在心肌供血骤然受阻时保护心脏免受伤害，从而降低心脏病突发的死亡率。有"心血管卫士"之称。人体如果缺镁，可导致心动过速、心律不齐及心肌坏死和钙化。因此，有人说缺镁比高血压、高血脂对心脏更有危险性。

"镁"食可减轻女性痛经

近年来，国外有关研究结果表明，45％的痛经患者体内的镁水平明显低于正常人。其体内镁含量在平均值以下，这意味着可食用含镁丰富的蔬菜、水果等来减轻痛经。

研究者认为：镁能激活体内多种酶，抑制神经兴奋，维持核酸结构的稳定，参与蛋白质合成、肌肉收缩和体温调节。另外，镁还能影响人的情绪，镁的缺乏会使人情绪趋于紧张，从而增加紧张激素的分泌，导致痛经的发生率增加。有鉴于此，有关专家认为：痛经患者在预防上除注意劳逸结合、避免过度紧张、合理睡眠外，还应在膳食中增加含镁丰富的蔬菜、水果及其他食物，以提高人体组织中镁的浓度。

紫菜中镁元素含量最高

营养学家推荐的富镁且其他营养素均较齐全的食物：

谷类有荞麦面、小米、玉米、高粱面等；豆类有黄豆、黑豆、蚕豆、豌豆、豇豆、豆腐等；蔬菜及水果有雪里蕻、冬菜、苋菜、芥菜、辣椒干、干蘑菇、冬菇、紫菜、杨桃、桂圆、花生、核桃仁、虾米、芝麻酱等。其中以紫菜含镁量最高，每 100 克含 460 毫克，居诸品之首，被誉为"镁元素的宝库"。

高脂食品影响镁的吸收

值得注意的是，食物中动物性脂肪含量过高时，人体对镁的吸收会受到一定影响，故要尽量少吃高脂肪的食品。另外，应注意少吃含镁甚低的精制白米、白面及白糖等。

29. 适当饭量保平安

听到大夫宣布自己有中度的高血脂，老鲍有点不相信。一直以来，他都是尽量少吃油、不吃肥肉的，如何会得高血脂呢？其实，大夫的诊断没有错。老鲍虽然少用油炒菜，也不吃肥肉之类的东西，但是饭量特别大，别人每顿吃一碗饭，但老鲍要吃两碗半，还爱喝酒。吃进那么多热量，人不发胖、血脂不高才怪呢！因为饭吃得过多，也会转变成脂肪的。最近还有一项研究认为：有一种被称为纤维芽细胞生长因子的物质，饱食后在大脑中的含量比饭前增加了数万倍，而这种因子是脑动脉硬化的主要原因。

对于高脂血症患者来讲，无论是否采取药物治疗，首先必须进行饮食治疗。饮食治疗无效或病人不能耐受时，方可进行药物治疗。在服用降脂药物期间也应注意控制饮食，以增强药物的疗效。

饮食治疗首先是减少脂肪的摄入量，减少动物性脂肪如猪油、黄油、肥羊、肥牛、肥鸭、肥鹅的摄入量。其次是限制胆固醇的摄入量，忌食含胆固醇高的食物，如动物内脏、蛋黄、鱼子、鱿鱼等。还要适当减少碳水化合物的摄入，比如不要吃过多糖和甜食，因为糖类可转变为甘油三酯。每餐应七八分饱。应多吃粗粮，如小米、燕麦、豆类等食品，这些食品中纤维素含量高，具有降血脂的作用。同时还要供给充足的蛋白质。牛奶、鸡蛋、瘦肉类、禽类（应去皮）、鱼虾类及大豆、豆制品等食物都是蛋白质的良好来源，但植物蛋白质的摄入量要在50%以上。多吃富含维生素、无机盐和纤维素的食物。鲜果和蔬菜中维生素、无机盐和纤维素的含量较多，能够降低甘油三酯的水平，促进胆固醇的排泄。还可选用降脂食物，如酸牛奶、大蒜、绿茶、山楂、绿豆、洋葱、香菇、蘑菇、平菇、金针菇、猴头菇、木耳、银耳等。

30. 晚餐少吃有助降低血脂

营养学家讲晚餐适当少吃能达到减肥的目的，这个道理很多人都明白。可是，您知道吗？对高脂血症病人来说，少吃晚餐也能有效降低血脂。其实，高脂血症病人降脂的关键，就在于减少高脂、高胆固醇食物在人体内的蓄积，保证人体总热量摄入不超标，维持脂质代谢平衡。

曾经有人做过这样一个实验，让被实验者一天只吃早餐或晚餐，但所吃的热量完全相同，结果发现，只吃早餐的人要比只吃晚餐的人总胆固醇和脂肪含量低。

这其中的缘由主要跟荷尔蒙的分泌量有关。一般情况下，早餐时人体分泌的胰岛素和升糖激素作用应当相抵，这样，摄取的热量就不易转变成脂肪在体内蓄积；但晚餐时，胰岛素的分泌量通常会大于升糖激素，那么，晚餐吸收的热量就很容易转变成脂肪堆积了。因此，我们应该遵循营养学家强调的"早上吃好，中午吃饱，晚上吃少"的饮食方法。

此外，医学研究发现，晚餐经常吃得比较丰盛，并且爱吃荤食的人，血脂较常人要高3～4倍。那么，晚餐吃什么能降低血脂，各种食物的摄入有什么标准呢？

（1）改变晚餐丰盛和入睡前吃夜宵的习惯。可适当增加豆类食品的摄入量，在动物性食物的选择上，应增加含脂肪酸较低而蛋白质较高的食物，如鱼、禽肉、瘦肉等，通俗讲可以"白色肉比红色肉好，水生肉比陆生肉好"为选择标准。

（2）主食应以谷类为主，适量增加玉米、燕麦等成分，保持粗细搭配。

（3）每日胆固醇含量不宜超过 300 毫克，差不多相当于一个鸡蛋黄的量。食用油以植物油为主，每人每日用量以 20 克左右为宜。

（4）高脂血症病人每人每天应保证新鲜水果及蔬菜达到 500 克以上的摄入量，可根据情况适当增加蔬菜水果品种，一般要求 4 种以上，并注意红、黄、黑、绿色蔬菜水果搭配着吃。但是有些水果含糖量高，不宜过多吃，有心衰毛病的人，尽量少吃。

（5）在饮食和体力、脑力活动等环境相同的情况下，有些人会持续呈现血脂异常，这种情况是由遗传造成的。这种病人，更应严格控制饮食总热量的平衡，少吃糖类，以避免甘油三酯和低密度脂蛋白的升高。

31. 素食晚餐好处多

对高脂血症患者来说，最大的挑战莫过于管好自己的嘴。在一日三餐中，尤其要注意晚餐，如果能经常吃全素晚餐，对控制血脂有很大的帮助。

白天人们的活动量大，热量消耗也大，即便吃点肉类等高脂、高热量食物，也会被消耗掉。但在晚上摄食过多高热量的食物，情况就完全相反。因为人们在晚餐后的活动量有限，过剩的热量在体内就会转化为脂肪，导致血脂升高。我们主张热量在一日三餐中的比例分配为 4∶4∶2。

血脂偏高的人晚餐最好以"素"为主，因为清淡的素食不但有利于降低血脂，而且也有降低血黏度、改善血液循环的作用。即便不能保证每天素食，一周也最好吃 2～3 次全素晚餐，多吃白菜、芥蓝、芹菜、西兰花等高纤维蔬菜。

由于应酬的需要，或者实在嘴馋，以荤食为主的晚餐，偶尔吃一顿是可以的，但最好把晚餐安排得早一点，并要严格控制饮食量。如果做不到，就推迟睡觉时间，或者通过饭后散步，来加快多余热量的散发。

32. 吃鱼可降低血脂

血脂过高会使动脉血管壁粥样硬化。供应心脏营养的冠状动脉一旦硬化，就会引起心脏缺血，即导致冠心病。严重者可引起冠状动脉闭塞，导致心肌梗死甚至死亡。

如果脑动脉硬化，可以使血管变狭窄甚至闭塞，引起脑供血不足，导致偏瘫、失语。如果病人血压高，有可能导致脑血管破裂，即脑溢血，可以表现为剧烈的头痛、喷射性呕吐、昏迷、半侧肢体瘫痪等。若不及时控制出血，可能引起脑疝而死亡。即使治疗及时，也可能会导致偏瘫。因此，要预防和治疗心脑血管疾病，必须防止血脂升高。

以往认为，少摄入动物性食物是控制血脂、预防心脑血管疾病的重要手段，但这个观点现在被认为是片面的。

北极的爱斯基摩人终年以动物性食物为主，却很少有心脑血管疾病，血脂水平也不高。但爱斯基摩人移居美国，心脑血管疾病的发病率就会向当地人看齐。原来，爱斯基摩人常吃的鱼油可升高将脂质运送到肝脏进行分解代谢的高密度脂蛋白的含量，而降低将脂质运输到全身各组织贮存的低密度脂蛋白的含量，从而降低血脂。水产品中有大量的不饱和脂肪酸，也能降低血脂。鲅鱼含脂肪较多，但用来喂养小白鼠，反而能降血脂。多吃鱼，对高脂血症患者利大于弊。

水产品中的 Ω-3 脂肪酸，主要存在于鱼油中，特别是寒带、深水的鱼和鲑鱼、青花鱼、鲥鱼、沙丁鱼等。鱼油的 Ω-3 脂肪酸含量比植物油高 1～4 倍。

一般降血脂药物主要是促使甘油三酯和胆固醇的分解

代谢，对肝肾有毒性。而鱼油则没有。

正常人服用鱼油会不会引起血脂过低呢？台湾辅仁大学曾选取不同类型的高脂血症患者 38 例，每人每天服用 4.5 克鱼油，共四周。发现鱼油对血中甘油三酯胆固醇过高者疗效显著；但对血脂仅略偏高者作用很弱。

须注意的是，鱼油可预防心血管疾病，但对单纯性高胆固醇血症和遗传性高脂血症没有明显作用。后一类患者还须另谋疗法。

33. 糖尿病伴高脂血症患者饮食生活五注意

糖尿病与高脂血症在人体糖代谢与脂肪代谢之间存在密切关系。临床研究发现，约 40％的糖尿病患者可继发高脂血症，而高血脂是导致血管病变的重要原因，因此应引起糖尿病病人的高度重视。由于饮食治疗是控制糖尿病高血脂的基础，因此，病人在饮食生活中应注意以下五个方面。

一要注意控制膳食总热量

控制总热量有利于改善体内糖代谢状况和降低体重，从而间接地达到改善高血脂的目的。过多摄入热能，其中一部分转化成脂肪酸，会引起脂肪肝，这些都会加重高血脂程度，或使高血脂难以控制。

二要控制脂肪的摄入

限制富含饱和脂肪酸的动物脂肪的摄入，如猪、牛、羊等动物脂肪，而应多食用富含不饱和脂肪酸的植物油，如菜籽油、花生油、玉米油、芝麻油等，但通常每日摄入量不应超过 25 克。近年研究表明，摄入足量的 Ω-3 系列长链多不饱和脂肪酸，有明显改善血脂的作用。亚麻籽油、橄榄油及一些海产动物脂肪中含有丰富的 Ω-3 系列脂肪酸。

三要限制胆固醇的摄入

血液中胆固醇轻度升高者，每日膳食中胆固醇的摄入量应少于 300 毫克；胆固醇重度升高的患者，每日胆固醇摄入应限制在 200 毫克以内。

四要经常食用具有调脂作用的食物

如香菇中含有的香菇多糖，能使血液中胆固醇迅速转移到肝脏，从而使胆固醇水平下降；大蒜中含有的一种化合物能抑制体内胆固醇的合成；豆类食物、绿茶、芹菜、大葱、洋葱、海产品等均已被证实能改善血脂。

五要适当参加体育运动

运动可促进血液循环，增加血液中高密度脂蛋白的浓度，显著降低血浆胆固醇和甘油三酯的含量。

34. 何种食用油更健康

选择正确的食用油可以起到补充身体所必需的物质和保健两大功效。那么如何选择食用油呢？我们把凡是有益于身体的油统称为好油。

好油的特点就是有效期短，容易腐坏。且这些好油必须未经过精制、氢化，不可加防腐剂或超过冒烟点烹调，否则就成了坏油。谈到冒烟点，会使许多人感到陌生，这实际上是介于熔点和沸点之间的温度，任何油类只要达到冒烟点以上就会开始变质。市面上的好油有：初榨橄榄油、初榨麻油、初榨茶油、未精制的棕榈油和椰子油。这些好油里富含大量的 Ω-3 必需脂肪酸，Ω-3 会转化为好的前列腺素，而前列腺素可帮助消炎。但现在市面常见的橄榄油，其成分里 Ω-3 的含量虽然不高，但它的 Ω-9 与单元不饱和脂肪酸含量却很高。单元不饱和脂肪酸可以降低血中坏胆固醇，也可以使坏胆固醇不易氧化，因此比较不会形成斑块堵塞血管。同时橄榄油里面的维生素 E 与橄榄多酚也会保护血管。但在购买时一定要选初榨橄榄油。

因此，高胆固醇血症和冠心病患者应选用富含多不饱和脂肪酸的植物油。但要注意的是，油脂所含的热能高，如果过多食用，可以引起体重的增加。

一般家中准备 3 种食用油就绰绰有余了。

（1）烹饪时用的橄榄油和椰子油：橄榄油用来凉拌最好，若用来炒菜则尽量加水，以降低冒烟点，以免发生变质。因此，我们主张加水炒菜，以降低冒烟点。

（2）为增加 Ω-3 的摄取量，家中需要备上一些鱼油和亚麻油。但需要注意的是，鱼油是用来补充而不是用来烹饪食物的。

（3）芝麻油可为满足特殊口味的要求所用，味道很香，也很健康。

各种油脂的冒烟点

未精制的各种油脂	冒烟点	适合烹饪方式
葵花油	107℃	凉拌
菜籽油	107℃	凉拌
大豆油	160℃	凉拌、中火炒
玉米油	160℃	凉拌、中火炒
橄榄油	160℃	凉拌、中火炒
花生油	160℃	凉拌、中火炒
芝麻油	177℃	凉拌、中火炒
奶油	177℃	凉拌、中火炒
酥油	182℃	反式脂肪酸，不建议食用

35. 让它们帮助血液畅流

如今，胆固醇在动脉中淤积已成为大部分人的通病，并成为引发心脑血管病的主要原因。

人体血液胆固醇有两个来源，一个是外源性的，即来自食物的；另一个是内源性的，即为体内合成的。在正常情况下，从食物中摄入的胆固醇量比较多时，体内合成的胆固醇量就会减少；从食物中摄入的胆固醇量少时，体内合成的胆固醇量就会增加，以达到供需平衡。但目前已有许多证据表明，膳食胆固醇的摄入量对人体血液胆固醇的水平有很大影响。我们所摄入的食物中既包括能阻塞血管的食物，也包括能疏通血管的食物，而少食前者和多食后者都可以帮助血液畅流。

能阻塞血管的食物

研究表明，在 100 毫升血液中，如果胆固醇量超过 180 毫克，就容易发生动脉粥样硬化；超过 260 毫克，就容易罹患心脏病。

使胆固醇量升高的主要膳食因素是摄食过多富含胆固醇和饱和脂肪酸的食物。饱和脂肪酸有升高血脂的作用，还能促进血小板凝集并形成血栓。

世界卫生组织建议，每人每日摄入胆固醇量不要超过

300毫克，敏感人群不要超过200毫克。具体来说，300毫克胆固醇相当于1个鸡蛋和100克猪肝所含胆固醇的量，也约等于125克的猪肉所含的量。动物脑中胆固醇的含量最高，一般大于2000毫克/100克。其次是动物的脂肪、内脏和鱼子等。

能疏通血管的食物

实验显示，如果饮食适当，血液中积存的胆固醇能再度被分解为微小的粒子，从血液进入组织中，使动脉恢复畅通。有时，这种过程用肉眼就可以观察出来。比如眼睛周围由于血胆固醇过高而沉积的黄褐斑，经过饮食调理，几个月后就能消失。

有利于调节血液胆固醇的含量，帮助血液流通的食物主要有以下几种：

（1）膳食纤维。它主要存在于谷皮、蔬菜等植物性食物中。膳食纤维之所以能降低血液中胆固醇的含量，一是因为它不容易被消化，能使胆酸的合成量增加，减缓胆固醇的合成速度，进而降低血液中胆固醇的含量；二是因为膳食纤维能减少消化道对胆固醇的吸收。

（2）B族维生素。人体要维持血液中正常的胆固醇含量，至少需要有胆碱、肌醇及维生素B_6三种物质，缺乏其中任何一种都会使血液中胆固醇的含量升高。

含有丰富B族维生素的食物有米糠、大豆、酸奶、小麦胚芽、动物肾脏等。研究发现，人类是自1910年才开始出现胆固醇阻塞血管病例的。原因是那时开始使用机器碾磨谷类，使面包等谷类食品中的矿物质和B族维生素几乎被去除殆尽。

（3）卵磷脂。动物实验发现，补充胆碱或卵磷脂，能使血液中的胆固醇分解为细小的微粒，进入组织中，为组织所利用，进而使血管硬化得到改善。相反，当胆固醇颗粒太大又无法被分解时，就会在血管壁聚积，使动脉发生粥样硬化。同时，血管内的空间变小，就像水管里沉积了水垢那样，使血液无法畅流。类似的实验也反复在人身上得到了证实。

另外，当膳食中B族维生素和镁的摄入量充足时，人体还可以合成卵磷脂，减少动脉粥样硬化的发生。

36. 足量维生素减少氧化血脂

吃维生素最主要的用意不在"降血脂"，而在"抗氧化"。因为氧化的血脂质对身体有害，维生素虽不能让血脂下降，却可能因为有助于抗氧化，而减低血脂被氧化的可能性，也减少了血管硬化的程度，对预防冠心病非常有利，如：维生素C可降低血胆固醇水平，维护血管壁的完整性，增加血管的弹性；维生素E具有抗氧化作用，可以防止脂质过氧化，预防动脉粥样硬化；而 B 族维生素（包括 B_{12}、泛酸、烟酸等）可降低血脂水平，防止动脉粥样硬化和冠心病的发生。所以，为了预防冠心病，一个人应该重视自身微量营养素的营养状况，适当补充维生素。例如，茶叶中就含有十余种水溶性和脂溶性维生素。饮茶不仅能补充维生素，同时，在一种清新幽雅、淡泊宁静的气氛中饮茶，还能缓和情绪，松弛精神，以茶怡情真可谓是一举两得。

37. 燕麦、黑木耳益处多

燕麦有降脂和控糖的功能，这是因为燕麦富含膳食纤维，尤其是其所含的可溶性纤维在所有谷物中是很高的。可溶性纤维的主要成分是 β - 葡聚糖，具有调节血脂和控制血糖的作用。

燕麦的保健作用是美国在 1963 年发现的，其在 30 余种农作物中降胆固醇的效果排第一，还能降低甘油三酯、降低血液黏稠度。燕麦降低胆固醇的作用非常有效，特别对糖尿病患者效果显著。它含粗纤维及可溶性纤维比较多，含不饱和脂肪酸也多。据报载，英国前首相撒切尔夫人每天早餐必有一杯牛奶、一杯果汁和燕麦面包，很科学、很合理。而早餐一碗燕麦粥已成为许多健康老人的健康食谱。在熬煮燕麦粥时，宜多放水。煮开后用文火再煮 10 分钟，此时若再加入牛奶，烧开即可食用，这样既可以降血脂，又能补钙，一举两得。

吃黑木耳对调节血液黏稠度也有很大好处。它能抗血小板聚集，降低血液黏稠度，效果类似阿司匹林。在研究中发现，吃黑木耳的人血黏度很正常。后来北京心脑血管疾病研究中心专门研究过，一天食用 5～10 克木耳，也就是 500 克木耳吃 50～100 天，血黏度就会下降，因此说吃黑木耳的人不容易形成脑血栓和发生心肌梗死。美国学者推测中国人为什么冠心病发病相对较少呢？也许就与经常吃黑木耳有关。

38. 肉桂能降胆固醇

曾有文章提到，肉桂能降低食物从胃送往肠的速度，从而舒缓吃甜品后血糖剧增的情形，很适合 2 型糖尿病患者食用。而肉桂在临床上主要用于治疗阳痿、宫冷、腰膝冷痛、肾虚作喘、心腹冷痛、虚寒吐泻、寒疝、痛经等病。中成药中如金匮肾气丸、右归丸、温胃舒胶囊等均含有肉桂。美国人类营养研究中心一项研究发现，2 型糖尿病患者每天食用 1～6 克肉桂，40 天后，他们的空腹血糖、胆固醇和甘油三酯都有显著降低。研究人员还发现，肉桂中的某种成分有类似胰岛素的作用，进而达到调节血糖的目的，并清除血中坏的胆固醇。

现代医学研究表明，肉桂可以扩张末梢血管、促进血液循环，而肉桂所含的挥发油，能缓和地刺激肠胃功能，帮助肠胃排气，缓解肠胃痉挛，也有促进消化的作用。

肉桂根据加工方法的不同分粉状、片状两种，片状的肉桂可直接用来煮汤及做菜肴，可去除肉类的腥味。肉桂粉不但可加在咖啡中，还可在做苹果派、布丁等甜点时作为香料加入。另外，还有将肉桂粉加白砂糖的肉桂糖粉，常使用在甜甜圈或撒在冰淇淋等甜食上。添加在咖啡中的肉桂粉、充满欧风的肉桂面包、香香脆的肉桂饼干，都少不了"肉桂"这种味道独特的香料。

由于肉桂味辛、性热，极易伤阴助火，一定要根据自己的体质使用，最好在中医药师指导下辨证使用，并注意不宜过量或长期服用，一天的摄入量最多不要超过 4 克。内热上火、痰热咳嗽、风热感冒、有出血倾向者及孕妇不宜使用，以免引发新疾或加重病情。

39. 常食八种食物降血脂

早餐一碗燕麦粥

每天早餐只吃 1 碗燕麦粥，持续 8 星期就可使血中

"坏胆固醇"浓度降低 10％，"好胆固醇"的浓度上升。燕麦中含有丰富的粗纤维及不可溶性纤维，能在胃肠道中阻止胆固醇及脂肪的吸收。

午餐半碗豆

豆类是又便宜、又安全有效的降血脂食物，每天中午只要吃半碗豆类，就可以在 8 周内使"坏胆固醇"浓度降低 20％。豆类食品含有多种降胆固醇的有效成分，其中最主要的是豆类中的可溶性及不可溶性纤维。

晚餐三瓣大蒜

每天吃 3 瓣大蒜，持续 8 周也能使血中"坏胆固醇"的浓度下降 10％。而且不论是生吃或熟吃，效果都不错。

每天吃半个洋葱

洋葱是价廉物美的保健食品，每天只要吃半个生洋葱，持续 8 星期，就能使"好胆固醇"的浓度增加 20％。但洋葱生吃效果较好，烹调越久降胆固醇效果就越差。

用橄榄油做食用油

橄榄油能对心血管系统产生最佳的保护作用。选择用冷压方式萃取出的橄榄油为最佳，以高温加热萃取的橄榄油，营养会差很多。

每天一个苹果

苹果含有丰富的果胶，有降胆固醇的功效。

每周两次清蒸海鱼

海鱼的 Ω‐3 脂肪酸含量非常高，如果用烤及油炸的方式，容易造成脂肪酸变质，所以最健康的吃法是清蒸。每周两次，每次 150 克以上即可。

每周一碗姜汤

姜中的成分"生姜醇"及"姜烯酚"是降胆固醇的有效成分，将晒干的姜磨成粉冲热水喝下即可。

40. 常吃柚子降低血脂

柚子素有"天然水果罐头"之称，好吃又耐藏，而且营养价值高。祖国医学认为，柚子味甘酸、性寒，具有健胃消食、下气消痰、轻身悦色、润肺清肠、补血健脾等功效，能治食少、口淡、消化不良等症，能帮助消化、除痰止渴、理气散结。

柚皮不仅可以作为居室里的空气清新剂，而且它营养丰富，具有暖胃、化痰、健脾、润喉、清火通便、降脂降糖等食疗作用，特别适合于中老年人和糖尿病患者。广西就有美味的柚皮糖和柚皮扣肉等佳肴。《本草纲目》中说柚皮有"消食快膈，散愤懑之气，化痰"等功效。

烹制柚皮时，可先削去青黄的表皮，这层表皮硬且涩，不能吃，留下白色的"棉絮"内层。接着用沸水将柚子皮煮 10 分钟（筷子能捅穿即可），然后捞起，用清水浸泡一个晚上。第二天捞起并挤干水分，再用清水浸泡。如是几次，待把柚子皮中的青涩味去掉后，彻底挤干水分，将其切成块状，通过煨焖等方式，做成柚皮鸭子煲、柚皮牛腩煲、柚皮腊肉煲、柚皮烧排骨等菜色。

不过，脾虚泄泻的人吃了柚子会腹泻，因为这类人群对食物营养的吸收和转化能力较弱。而且柚子不能与某些药品同服，临床观察发现，高脂血症病人用一杯柚子汁吞服一片洛伐他汀（又称美降脂），效果相当于用一杯水吞服12～15片洛伐他汀，因此病人极易发生中毒，出现肌肉抽搐，甚至肾脏疾病。

41. 鸭血可有效降低血脂

患上了高血脂、高血压和高血糖的人，就要少吃高脂肪食物了。但对于无肉不欢的人来说，不能吃肉无疑是件非常痛苦的事。因此在这里我们给个建议，那就是可以在平时的饮食中适当加些鸭血。

鸭血被人们称为"液体肉"。鸭血性平，营养丰富，不但富含蛋白质，其所含的氨基酸比例与人体中氨基酸的比例接近，极易被消化、吸收，而且鸭血中脂肪的含量非常低，因此很适合血脂高的人经常食用。

此外，据《本草便读》记载，鸭血还可养肝血、解毒、治贫血，并具有很好的清洁血液能力，这对于患有

"三高"的男士来说，绝对是降脂排毒的好食品。

在日本和欧美许多国家的食品市场上，有很多以鸭血为原料的香肠、点心等。在我国，人们则喜欢用鸭血制成的血豆腐来做菜肴，其中的鸭血粉丝汤、韭菜炒鸭血等都是非常受欢迎的美味。把鸭血和豆腐、木耳等放在一起烹制，不但味道鲜美，还可以起到植物蛋白和动物蛋白营养互补的作用。

42. 常饮茶水降血脂

近年来，国内外许多学者研究证明，茶叶及其功效成分具有抑制脂质过氧化、抗凝、促纤溶、抗血小板凝集、降血压、降血脂、防治动脉粥样硬化、保护心肌等作用，从而可以调节血液中的多种指标，改善心脑血管系统，这将有助于对心脑血管疾病的防治。

调节脂质代谢与降血脂

各种茶均有一定的降脂作用，尤以乌龙茶、绿茶及普洱茶最为有效。日本静冈大学用普洱茶和日本绿茶水的提取物来喂大白鼠，实验表明连续喂饲普洱茶可促进脂肪组织的三酸甘油酯分解，从而降低血脂，减轻体重。日本岩田多子让48名成人女子每日饮用乌龙茶7杯，6周后发现她们血液中的中性脂肪和磷脂降低，动脉硬化指数改善。

可见，茶叶提取物对正常机体有降血脂作用。

高脂血症病人饮用普洱茶和乌龙茶，可不同程度地降低胆固醇、甘油三酯、β-脂蛋白和总脂含量。用沱茶治疗高血脂总有效率为 92.86％，证明沱茶具有显著的降血脂作用。

总之，对于正常人群和高脂血症患者，饮茶均可调节血脂平衡。那么，饮茶为什么会降低血脂和胆固醇呢？这主要归因于茶中丰富的茶多酚、茶多糖、茶色素和维生素 C 等。

茶多酚及其单体或聚合体（茶色素如茶黄素等）具有显著的降血脂作用。茶多酚类降血脂的机理主要是通过以下途径实现：抑制肠管组织对胆固醇的摄取和吸收；抑制体内胆固醇合成；降低脂蛋白脂肪酶活性，抑制脂蛋白合成，加速脂质分解；促进胆固醇转化为胆汁酸，降低胆固醇含量。

茶多酚类能溶解脂肪，对脂肪代谢起重要作用，不仅能明显抑制血浆和肝脏中胆固醇水平的上升，还能促进脂类化合物从粪便中排出。除了茶多酚，茶多糖对高血脂也有显著疗效。茶多糖可提高高密度脂蛋白胆固醇的含量，还能与脂蛋白酯酶结合，促进动脉壁脂蛋白酯酶进入血液而抵抗动脉粥样硬化。

有人研究血脂水平与脑血管疾病之间的关系时发现，

单发性及老年性梗塞患者均存在总胆固醇、甘油三酯、ApoB100 血清水平显著增高，而复发性脑梗塞患者主要是血清总胆固醇、低密度脂蛋白胆固醇及 ApoB100 血清水平显著增高，可以看出血脂代谢紊乱是脑梗塞发病的危险因素。茶叶及其有效成分通过降低血脂水平，调节血液中血清总胆固醇、甘油三酯、低密度脂蛋白胆固醇、高密度脂蛋白胆固醇、脂质过氧化等水平，从而预防脑梗塞等心脑血管疾病。

抗血栓与改善血液高凝和高黏状态

临床观察茶多酚还可有效降低高血压、冠心病等血液流变异常病人的全血黏度、血浆黏度、全血还原黏度；同时还发现，77.3％的病人的毛细血管脆性不同程度地降低。临床观察表明，茶多酚有显著降低糖尿病合并肾病患者血浆纤维蛋白原、促进纤维蛋白溶解、防止血小板黏附、改善血液流变学和明显的抗凝等作用，从而改善肾小球缺血与高凝状态，防止肾病病情发展。

茶色素也能明显改善血液流变学指标，显著降低全血还原黏度，极显著地降低红细胞比积、全血黏度、血浆黏度和纤维蛋白原。对脑梗塞、脑血栓、冠心病、糖尿病等患者，茶色素有明显的解聚、溶纤、改善血浆黏度作用，对改善微循环、血液流态等，均有很好疗效，且无副作用。

血栓是形成动脉粥样硬化和冠心病发生发展的重要因素。茶多酚可通过降低血浆纤维蛋白、增强红细胞的变形能力，达到抗血栓的作用。茶多酚对红细胞变形能力有保护和修复作用。茶多酚明显改善高脂血症患者的体外血栓指标，包括长度、湿重或干重，从而改善血液高凝状态，抑制血栓形成。茶多酚通过动脉面膜效应明显降低凝聚作用，降低血管内皮细胞通透性，从而降低血球压积和红细胞聚集性，使血黏度降低；同时降低毛细血管脆性，增强其抗力，对减少脑出血有重要意义。此外，茶多糖也有抗凝血和抗血栓作用，可能作用于血栓形成的所有环节。可见，茶多酚、茶色素和茶多糖都可明显地调节血液流变特性，改善血液的高凝状态，从而具备了抗血栓效果。

降血压与扩张血管

多喝绿茶对容易导致中风和血管淤塞的人是有益的，因为它可使血管保持弹性，消除脉管痉挛，具有防止血管破裂的功能。茶叶具有明显的降血压作用，其主要成分有茶多酚、茶多糖、咖啡碱及某些氨基酸等。

茶叶中多酚类物质的降压作用较明显，且显著抑制血管紧张素Ⅰ转换酶活性。茶多酚主要通过络合该酶的金属辅基锌离子，从而控制血管紧张素Ⅰ转换酶的活性，使升压作用的血管紧张素活化过程受阻，达到降压目的。对于离体后肢血管，茶多酚还可使大鼠后肢灌注液流出量增加，具有血管扩张作用。

此外，茶叶中的咖啡碱能使血管壁松弛，增加血管的有效直径，通过血管舒张而使血压下降。因此，茶叶中丰富而高效的降血压成分使其在临床上具有良好的降血压应用前景。

保护缺血再灌注损伤

组织缺血（氧）再灌流（氧合）损伤与一些疾病的发生、发展密切相关，随着自由基医学研究的发展，活性氧在缺血再灌流损伤中的作用备受关注，抗氧化剂在预防缺血再灌注中起重要作用。茶多酚作为高效抗氧化剂，对保护缺血再灌注损伤有奇效。茶叶及其有效成分可显著保护心脏和脑等器官的缺血再灌注过程中发生的各种损伤，从而预防相关疾病的发生。

抑制动脉粥样硬化与抗氧化

现在脑血管梗塞、心肌梗死的发病率很高，死亡率已上升为总死亡率的第一位。人们大多认为，其病因是动脉粥样硬化。动脉粥样硬化的主要发病机制是低密度脂蛋白在体内被氧化形成氧化型低密度脂蛋白，进而通过一系列作用促进粥样斑块形成，体内的酶和非酶途径均参与低密度脂蛋白的氧化。吞噬细胞在吞噬氧化型低密度脂蛋白后，形成充满脂质积的泡沫细胞堆积于血管壁，持续的堆积使得血管壁增厚、弹性降低、血流量减少，进而出现硬化。因此，减少血液中低密度脂蛋白氧化，就可降低动脉硬化的发生。儿茶素可抑制铜离子诱发的低密度脂蛋白氧化，茶多酚通过降低体内的脂质过氧化，明显减轻动脉粥样硬化。儿茶素能抑制脐静脉内皮细胞诱导的低密度脂蛋白氧化，明显降低其脂质过氧化物的生成。可见，茶多酚可有效抑制低密度脂蛋白氧化，从而有助于预防动脉硬化发生。

对心肌有保护作用

茶叶中的茶多酚、茶色素、维生素C、维生素PP、茶多糖、咖啡碱等多种成分可多方位地保护心肌免受损伤，增强心肌功能，从而预防冠心病等心脏疾病的发生。

首先，茶叶及其有效成分具有强心、抗疲劳作用。茶叶中的生物碱（主要是咖啡碱、茶叶碱）有兴奋作用，可使平滑肌、冠状动脉管壁松弛，从而促进血液循环，增强心肌功能。茶叶中的茶多糖可使心血管系统心率减慢，耐缺氧，可增加冠状动脉的血液循环流量，从而可防治心血管病。其次，茶叶及其功效成分可预防多种因素引发心肌损伤。可见，茶叶功效成分可有效增强正常心肌功能，预防心肌受到损伤，从而保护心肌，减少冠心病等疾病发生。其机制主要是两方面：改善机体微血管壁渗透性，有效增强心肌和血管壁的韧性、弹性及其抵抗力；直接清除自由基，保护SOD、GSH-Px的活性，预防脂质等生物分子氧化，保护心肌及细胞正常功能。

抑制脑损伤

目前，神经退化性失常，特别是脑组织损伤引起的阿尔茨海默尔氏病（老年痴呆）正随着人口老龄化而逐渐增多，十分需要寻求一些能保护脑组织的天然产物，以改善老年人的生活质量。茶叶有兴奋、醒脑等作用，现代医学则证明茶叶的功效成分能明显抑制各种因素引发的脑损伤。

（1）使脑磷酸肌苷含量明显上升。磷酸肌苷是脑内高能物质，其含量与智力有关。可见茶叶确能"提神益思"。

（2）对加速度诱发脑损伤的保护。加速度损伤显著加强大脑血屏障通透性，而茶多酚明显降低大脑血屏障通透性，同时有效抑制脑皮层线粒体脂质过氧化，表现为线粒体丙二醛含量明显降低。可见，茶多酚对加速度引起的血脑屏障有明显的保护作用。

（3）对脑突触神经质体过氧化的保护作用。心肌是血液的发动机，极易发生缺血再灌注等多种因素引起的过氧化损伤。茶及其功效成分对该类损伤有很好的保护作用。

综上所述，茶叶及其有效成分对心血管系统具有显著的调节和预防疾病作用。茶叶中的茶多酚、茶色素、茶多糖、茶皂素、氨基丁酸、茶氨酸、咖啡碱、维生素 C 等对心血管系统都呈现不同的作用，主要表现在调节脂代谢、糖代谢、血液流变特性和血管弹性，发挥高效抗氧化、抗凝血作用，从而预防高血脂、高血糖、血栓及各种因素引起的心肌和脑损伤，因此能有效预防心脑血管疾病。笔者在从事健康教育工作中，对饮食保健、心脑血管病预防的生活方式与健康等课题都进行了纵深探讨，感到一杯清茶确有功效千万，与人有益，尤其是静心品茗时的心理平衡，更是养生之妙法。因此，希望广大群众举起茶杯论道养生。

43. 榛子能降低血脂

美国波特兰大学在实验中发现，榛子中含有很强的抗癌成分，对于卵巢癌、乳腺癌等癌症具有很好的抑制作用，可以延长病人将近一年的生命。此外，榛子中镁、钙和钾等微量元素的含量很高，长期食用有助于调整血压。

在榛子的主产地土耳其，除了单独食用以外，它更是各种糕点、冰激凌、巧克力等甜食中不可缺少的搭配。土耳其人日常以肉食为主，烧肉或烤肉是最主要的食物，但一个奇怪的现象是，大部分土耳其人的血脂指标都很正常，并没有因为吃肉而损害健康。土耳其伊斯坦布尔医科大学的研究人员解释，这是因为榛子具有降低胆固醇的作用，避免了肉类中饱和脂肪酸对身体的危害，能够有效地防止心脑血管疾病的发生。

很多人认为榛子吃多了容易觉得腻，其实，它本身有一种天然的香气，具有开胃的功效，其中丰富的纤维素还有助消化和防治便秘的作用。对于每天坐在电脑前工作的白领来说，多吃点榛子等坚果，可以增强面部肌肉的咀嚼能力，进而起到提高视力的效果。

目前，干果店的榛子大致分为两种：小榛子（包括毛榛子和平榛子）和进口大榛子。小榛子的口感较好，香味纯正；毛榛子的根部略向外鼓出，呈圆弧形，果仁甘醇芳香；平榛子的根部则较为平滑，果仁香甜；大榛子多是从土耳其或美国进口的，色泽好、个头大，但味道比较淡。

在榛子的吃法上，既可生食，也可炒食。把果仁碾碎，做糕点时放进去，或者加在牛奶、酸奶、冰激凌里，做成榛子乳、榛子脂等，也是非常好的吃法。另外，还可以用榛子来煮粥：将榛子、莲子、粳米放在一起，煮成"榛莲粥"，不仅口感好，而且营养丰富，癌症和糖尿病病人平时可以多喝些。

由于榛子中含有丰富的油脂，胆功能严重不良者平时应该少吃。西班牙科学家的一项研究认为：普通人每周吃5次，每次吃25～30克的榛子较为合适。

44. 杏仁可降胆固醇

加拿大医生最近的一项研究显示，一小把杏仁降低体内胆固醇水平的效用与昂贵的降血脂药物一样。

多伦多大学的研究人员发现，在一个月内每天食用37克杏仁的人，其体内的低密度脂蛋白（俗称坏胆固醇）含量减少了4.4％。如果每天食用74克杏仁，低密度脂蛋白含量将减少9.4％。同时，坏胆固醇对好胆固醇的比例亦下降了12％。

任职多伦多大学的加拿大营养暨新陈代谢研究主席简金斯认为，医学界实际上可以将杏仁当作降胆固醇的指定食品。

简金斯表示，果仁至今还被视为绝对不应给心脏病及高血压患者食用的东西，但这项研究成果改变了这种观念。

不过，简金斯医生提醒人们，如果想借杏仁降低胆固醇，应食用生的或经烘烤的杏仁，而且不能放盐。许多果仁在烘烤时会加入植物油，这便会削弱杏仁降低胆固醇的效用。

45. 番茄产品能降胆固醇

芬兰的一项研究显示，每天在饮食中加入番茄产品，如番茄酱或番茄汁，可以将胆固醇水平显著降低近 6％，低密度胆固醇水平甚至可降低将近 13％。

芬兰奥卢大学的研究员对 21 名健康的志愿人士展开试验，志愿人士在头三个星期的饮食只有很少的番茄产品，过后的三个星期则每天在饮食中加入 30 毫克的番茄酱和 400 毫升的番茄汁。结果显示，他们的整体胆固醇水平降低了 5.9％，低密度胆固醇，也就是所谓的"坏胆固醇"水平则降低了 12.9％。

研究人员在《英国营养学杂志》发表的报告中说："在饮食食物中加入大量番茄产品，有抗动脉粥样硬化的作用，它能显著降低低密度胆固醇水平，协助拥有正常胆固醇水平的健康成人抵制低密度胆固醇的氧化。"因此，研究人员建议胆固醇水平高的病人，开始吃番茄酱或喝番茄汁，以降低心脏病发作或中风的风险。

番茄除了能降低胆固醇水平外，还拥有多种宝贵的营养，包括 β - 胡萝卜素、维生素 C、维生素 E 以及番茄红素。过去的研究显示，番茄红素还能够有效预防前列腺癌。

46. 降胆固醇茄子最好

茄子不仅味道好、营养丰富，还可以降低胆固醇，是心血管病人的食疗佳品，特别是对动脉硬化、高血压、冠心病和坏血病患者非常有益，有辅助治疗的作用。常吃茄子，可预防高血压引起的脑溢血和糖尿病引起的视网膜出血。

茄子中的皂甙降低胆固醇的功效非常明显。巴西科学家在实验中发现，吃茄子后人体内的胆固醇含量能下降10%。美国营养学家在介绍降低胆固醇的蔬菜时，也总是把茄子排在首位。此外，茄子中富含维生素P，尤以紫茄子含量为高。维生素P能增强人体细胞间的黏着力，对微血管有保护作用，能提高它对疾病的抵抗力。保持细胞和毛细血管壁的正常渗透性，增加微血管韧性和弹性。茄子还可提供大量的钾。钾在人体中有着重要的生理功能，能维持细胞内的渗透压，参与能量代谢过程，维持神经肌肉正常的兴奋性，缺钾则易引起脑血管破裂。除此之外，钾还有平衡血压、防治高血压的作用。另外，茄子中的一些成分可以预防氧化破坏作用，从而避免由此引起的心血管疾病。

吃茄子时，有几点要注意：一是最好不要削皮，茄子皮中含有大量的营养成分和有益健康的化合物。另外，茄子在烧或炒的过程中很容易吸油，造成人体摄入过多的油脂。有两个小窍门可以避免茄子"吃"油过多。一个是在烧茄子前，先将茄子在蒸锅内蒸一下．然后再烧；二是炒茄子时先不放油，用小火干炒一下，等到其中的水分被炒掉、茄肉变软之后，再用油烧制。

茄子虽然营养丰富，能防病保健，但它性寒滑，脾胃虚寒、容易腹泻的人不宜多吃。还有研究表明，手术病人在术前一星期最好别吃茄子，因为其中的一种物质会延迟病人术后的苏醒时间，影响康复。

47. 冻豆腐是冬季降胆固醇的好食物

每到严寒的冬季，冻豆腐都会受到北方人的青睐。冻豆腐是由新鲜豆腐冷冻而成的。它不仅孔隙多、弹性好，而且营养丰富、味道鲜美。同时，冻豆腐食后还能降低胆固醇。据日本国立研究所实验，给一个患者先吃普通食物，然后顿顿吃肉，接着再吃 40 天冻豆腐，每日 4 块，在吃冻豆腐期间，每日只吃三个鸡蛋、喝一瓶牛奶，禁吃其他食物。结果，患者在吃普通食物到顿顿吃肉期间，其胆固醇平均值明显升高；而在吃冻豆腐期间，胆固醇却大大下降。这说明，冻豆腐中所含的大豆蛋白能起到降低胆固醇的作用。

冻豆腐不仅是一种补充蔬菜淡季的菜肴，而且食用后还可以减肥。用新鲜豆腐经过冷冻而制成的冻豆腐，内部组织结构发生了变化，其形态呈蜂窝状，颜色变灰，而蛋白质、维生素、矿物质破坏较少。如能经常吃冻豆腐，可以吸收人体胃肠道及全身组织的脂肪，达到减肥目的。

豆腐经过冷冻，能产生一种酸性物质，这种酸性物质能破坏人体的脂肪和其他营养素，所以消瘦者不宜常吃冻豆腐。冻豆腐具有孔隙多、弹性大、营养丰富、产热量少等特点，不会造成明显的饥饿感，所以肥胖者适宜常吃冻豆腐。

48. 冬食红松子仁降血脂

红松子（或称松子），别名为果松子、海松子，红松子是野生红松的种子。野生红松属国家一级濒危物种，主要分布于我国东北长白山山脉及小兴安岭林区。野生红松需要生长 50 年后才能开始结松子，成熟期为两年。红松子是无污染的天然绿色食品。红松子仁中富含人体所需的脂肪酸（油酸、亚油酸和亚麻酸）、蛋白质、碳水化合物，还含有维生素 E、维生素 A、维生素 B_1、维生素 B_2 等多种维生素。特别是在红松子中含有 15％～18％ 的皮诺敛酸（Pinolenicacid），自然界中能含有这么多皮诺敛酸的植物是非常少见的。红松子仁中的皮诺敛酸，不但能降低血脂（即降低血液中的胆固醇和甘油三酯的浓度），降低血压，而且能促进脂肪的降解、抑制自由基对机体的损害，促进干扰素和淋巴细胞因子的释放、活化自然杀伤细胞、灭活有被膜的病毒、杀死和抑制癌细胞。红松子独特的功效已经在医学界和营养学界引起高度的重视。

经常食用红松子仁可以预防心脏病、降低血脂、软化血管、增强机体免疫力，而且还可防癌、抗癌以及滋颜美容。红松子，被誉为"长生果"、"长寿果"。古人历来把"岁寒三友"（松、竹、梅）中的"松"喻为健康长寿的象征。冬季正是品尝松子的好时节，炒熟的松子让人越吃越香。因为松子仁含有丰富的油脂，所以每次食用不宜超过20克。为了防止松子仁变质，红松子也不适宜长时间存放。如果感到剥去坚硬的外壳不方便时，还可以购买不带外壳的红松子仁食用。

49. 降胆固醇食品混吃效果好

最近加拿大科学家发表的一项研究报告显示，对于胆固醇指标偏高的人来讲，不但应该多吃一些能够使胆固醇指标下降的食品，而且如果能混合在一起吃，效果则更佳。

这项由多伦多大学科学家所发起的研究招募了 66 位年龄在 59 岁以上的男女志愿者。研究人员要求所有的志愿者食用富含黏质性纤维、大豆蛋白、杏仁以及人造植物黄油的食品。根据过去的研究结果，这些食物均有降低胆固醇的作用。

研究人员要求这些志愿者坚持食用这些食物达一年之久，并将他们具体食用了哪些降低胆固醇的食物记录下来。这些志愿者每两个月与研究人员会面一次，讨论他们在降低胆固醇方面所取得的进展，并对自己的胆固醇水平做相应的测试。

研究结果显示，一年之后，有 30％的志愿者成功地坚持了下来，且取得了将胆固醇水平降低 20％的不俗表现。研究人员介绍说，这一降幅相当于这些志愿者在未食用降低胆固醇食物之前，服用降低胆固醇药物持续一个月以后所达到的效果。

研究人员表示，这项研究得出的结果意味着，实际上，人们可以通过改善饮食结构自然地将胆固醇降下来。然而，想通过改善饮食结构达到降低胆固醇的目的也不是一件容易的事情。因为将单一食物，如将杏仁和人造黄油掺入日常的饮食中较为容易，但是，要想坚持将纤维和蔬菜蛋白保持在自己的日常饮食中，则需要做更多的努力。例如，人们买到一个汉堡包很容易，但却很难买到一个豆腐汉堡包。虽然食品供应商也在试图为人们提供更多的选择，但是如果人们能自己动手做一些这样的食品，尽管会耗费一些时间，但所带来的健康效益却是十分显著的。

50. 降血脂与减重应双管齐下

最近常常有人问："血胆固醇过高该怎么吃，怎么连献血都没人要？"其实要控制血胆固醇含量，懂得如何控制体重往往是第一要务。因为肥胖和血胆固醇过高就像是难兄难弟，总是一起出现。

根据统计显示，体重每增加10％，每100毫升血液中的血胆固醇含量就会上升12毫克；血液的收缩压则平均上升6.5毫米汞柱，这也表示患心血管疾病的危险性增高。不过根据台湾马偕体重控制班的经验，许多学员在减重成功后，血胆固醇就跟着体重下降了。因此对高胆固醇血症患者来说，减重往往也是治疗过程中很重要的一环。

现代人的饮食过于精致且油腻，饮食中脂肪所占的比率远远超过营养师所建议的三成以下，而每克脂肪可产生

9 千卡的热量，是糖类和蛋白质的 2 倍，长久下来，难免身上不多长几斤肥肉，连血胆固醇也跟着升高。但最可怕的是人们往往吃下许多含高脂肪、尤其是饱和脂肪酸的食物而不自知，像是快餐店所卖的炸鸡、薯条，多半是用牛油来烹调，吃下这些食物也相对摄取了富含饱和脂肪酸的油脂；另外许多女性最爱吃的糕点类食品像是蛋挞、蛋黄酥、绿豆饼、月饼等，吃起来香香酥酥也许不觉得油，但是酥皮都是用富含饱和脂肪酸的猪油等所做成的，一样会造成血胆固醇过高与肥胖。

其实经过饮食的调整与控制，不仅可以减轻体重，还可以降低血胆固醇含量。现在气候越来越暖，刚好可以选择一些较清淡的烹调方式，像清蒸、水煮、凉拌等方式，夏天吃起来爽口不油腻，又可以减少油脂的摄取。或是选择含不饱和脂肪酸较高的油脂，像橄榄油、芥花油、花生油等，例如：用橄榄油和水果醋来凉拌沙拉就是夏天蛮好的选择。

而牛油、猪油这类富含饱和脂肪酸的油脂则最好避免。想要减重与控制血胆固醇，除了慎选油脂外，最好还要多摄取含高纤维的蔬菜、水果，以利油脂的代谢与排出。如果能够辅以适量的运动，趁着夏天减肥和降低血脂，应该是找回曼妙身材与健康的最好机会。

51. 小心美酒的陷阱

一天，我们查房一位大夫报告病例："他真是冤死了，28 岁时得了广泛前壁心肌梗死，36 岁再次心梗，室壁瘤形成，心力衰竭住院。做了冠状动脉造影，3 支血管很光滑，没有狭窄。他冤不冤？血管没有狭窄，却得了心梗。28 岁那年，他一天跑了三个婚宴，因为过于紧张跑出了心梗。"同一天参加三个婚宴，肾上腺素分泌增多，致使血压升高，血管收缩。喝酒应酬，大量酒精更加重了血管收缩程度，致使心肌供血不足而心梗。生命就是平行线，坏死的心肌不会再复活，后悔也来不及了，世界上是没有卖后悔药的。

酒精既是朋友又是敌人。之所以说酒是我们的朋友，是因为少量饮酒对人体是有好处的。研究表明，每天少量饮酒能有效地降低高血压病和冠心病的患病率和死亡率。这是因为饮酒可以提高血浆中"好"的胆固醇（高密度脂蛋白胆固醇）的含量，并且可以抑制血小板的聚集，加强阿司匹林的抗血小板作用。最近的研究发现，适度饮酒者体内 C - 反应蛋白含量最低，表明酒精有一定的抗炎症作用，这也有利于减轻动脉粥样硬化的发生。

不过，世上很多事情都是有利有弊的，饮酒也是一样，一旦超过一定的限度，它就会给我们的健康带来危害。大量研究事实表明，大量饮酒（按国外的标准指每日超过 30 毫升酒精，相当于 600 毫升啤酒、200 毫升葡萄酒或 75 毫升标准威士忌），可以使血压升高并使冠心病、中风的发病率和死亡率上升。少量饮酒的好处被过量饮酒的弊端所掩盖。有一位男性患者，在宴会上与朋友喝了 3 瓶老白干，几个小时后突感胸前憋闷不适，大汗淋漓，被送至医院时已不省人事，经 3 次电击后才抢救过来，心电图有急性心肌缺血的表现，但冠状动脉造影结果并未发现该患者有明显的冠状动脉狭窄，说明大量饮酒可以引起血管的高度痉挛，导致急性心肌缺血的发生，如不及时抢救，后果将不堪设想。

因此我们主张限酒但不戒酒！建议大家少量饮酒，但不能过量。那么，少量饮酒是什么概念呢？对中国人来讲，少量饮酒相当于每天饮 60°白酒不超过 25 毫升，啤酒不超过 425 毫升，葡萄酒不超过 115 毫升。

在各种酒当中，以红葡萄酒对人体的益处最大。世界卫生组织所作的一个有关冠心病的调查发现，法国人膳食结构跟美国人差不多，但法国人的心脏病死亡率却比美国人低得多。进一步研究发现，这与法国人喜欢喝红葡萄酒有关。西方 27 个工业化国家流行病学的研究也表明：冠心病病死率的高低，与葡萄酒的消费呈反比。红葡萄酒可以促进脂质代谢，升高高密度脂蛋白胆固醇，减少动脉硬化，但是饮用量也不宜过大，像我们前面讲的不能超过115毫升（2两左右）。

52. 中药也可降血脂

近年来临床研究证明，许多中药都具有降低血脂的作用，如草决明、泽泻、何首乌、蒲黄、山楂、大黄、红花、银杏叶、虎杖、月见草、茵陈、麦芽等。

草决明

又叫决明子，为豆科一年生植物钝叶决明或决明的成熟种子，味甘苦、微寒，主要含有植物固醇及蒽醌类物质，具有抑制血清胆固醇升高和动脉粥样硬化斑块形成的作用，降血脂效果显著。临床上常用草决明50克，加水适量，煎后分2次服用。连服1月，可使胆固醇逐渐降至正常水平。

何首乌

为蓼科多年生草本植物何首乌的根块，味苦、性微温，含有大黄酸、大黄素、大黄酚、芦荟大黄素等蒽醌类物质，能促进肠道蠕动，减少胆固醇吸收，加快胆固醇排泄，从而起到降低血脂、抗动脉粥样硬化的作用。临床上常用何首乌片口服，每次5片，每日3次，连用1~3个月，有效率可达 89%。何首乌有补肝肾、益精血、通便泻下等功效，尤其适用于老年高脂血症兼有肝肾阴虚、大便秘结的病人。

泽泻

为泽泻科多年生沼泽植物泽泻的块茎，味甘淡、性寒，含有三萜类化合物，能影响脂肪分解，使合成胆固醇的原料减少，从而具有降血脂、防治动脉粥样硬化和脂肪肝的功效。临床上常用泽泻降脂片，每次 3 片，每日 3 次，2～3 个月为 1 疗程。

蒲黄

为香蒲科水生草本植物水烛蒲黄的花粉，味甘、性平，含有谷甾醇、豆甾醇、菜油甾醇等植物甾醇，能抑制肠道吸收外源性胆固醇，从而起到降低血脂的作用。但只有生蒲黄有降脂作用，蒲黄油及其残渣并无降脂之效。临床上常用蒲黄片剂或冲剂，每日量相当于生蒲黄 30 克，1～2 个月为 1 疗程。

山楂

为蔷薇科落叶灌木或小乔木植物野山楂的果实，味酸甘、性微温，含山楂酸、酒石酸、柠檬酸等类物质，有扩张血管、降低血压、降低胆固醇、增加胃液消化酶等作用。临床上常用山楂片，每次 2～3 片，每日 3 次，1 个月为 1 疗程。也可用山楂果 50 克，加水煎，代茶饮。

大黄

为蓼科多年生草本植物掌叶大黄或唐古特大黄的根状茎。味苦、性寒，含大黄素、大黄酸、大黄酚、大黄素甲醚等蒽醌衍生物，具有降低血压和胆固醇等作用。生大黄有攻积通便、活血化瘀的作用，尤其适用于偏实证及大便干结的高血脂病人。临床治疗高脂血症病人，口服大黄粉每次 0.25 克，每日 4 次，1 个月为 1 疗程，降低胆固醇有效率达 84％，甘油三酯水平也有一定程度下降。

红花

为菊科二年生草本植物红花的花，味辛、性温，含有红花甙、红花油、红花黄色素、亚油酸等，其有扩张冠状动脉、降低血压以及降低血清总胆固醇和甘油三酯的作用。临床上常用量为每次 20 毫升，每日 3 次，口服，连续 4～5 个月，降胆固醇有效率为 72％。

银杏叶

为银杏科落叶乔木植物银杏树的干燥叶，含莽草酸、白果双黄酮、异白果双黄酮、甾醇等成分。实验研究和临床证明，银杏叶有降低血清胆固醇、扩张冠状动脉的作用，对治疗高血压、高脂血症、冠心病及心绞痛有一定作用。临床上常单用银杏叶或配川芎、红花。如银川红片，用量为每日 5～10 克。

坚持运动

53. 运动也会影响血脂

对于高脂血症患者来说，运动和膳食、睡眠同等重要。早在 2500 年前，古希腊名医希波克拉底就讲过："阳光、空气、水和运动，是生命和健康的源泉。"他这句话传了 2500 年之久，可见是一句至理名言。这句话精彩的地方在于把运动放在同阳光、空气、水一样重要的地位，每天必不可少。

运动对高血脂患者之所以重要，是因为运动和体力活动可影响血清脂质和脂蛋白的含量；运动还可以预防血压升高，增强心肺功能，降低导致动脉粥样硬化的危险因素。

大量的研究表明，运动和体力活动能够消耗体内大量的能量，既可以降低血浆中胆固醇和甘油三酯的含量，又可以提高高密度脂蛋白的水平。

因此，运动和体力活动对增强体质、预防动脉粥样硬化的发生是非常有益的，体育锻炼能够预防冠心病的奥秘就在于它能提高体内高密度脂蛋白的水平。但是应注意选择运动的种类，运动量要逐渐增加，并要持之以恒，以保证运动能使血脂和脂蛋白朝着有利于健康和防止冠心病的方向发展。

54. 高脂血症患者的运动疗法

高脂血症患者在进行锻炼前应进行全面的身体检查，以排除各种可能的合并症或并发症，以此确定自己的运动量。

健康者、无严重合并症的高脂血症患者、低高密度脂蛋白胆固醇血症患者均可参加一般体育锻炼。合并有轻度高血压、糖尿病和无症状性冠心病及肥胖的患者，可在医生指导下进行适量的运动。

高脂血症患者合并下列疾病时禁止运动：

（1）急性心肌梗死急性期；

（2）不稳定型心绞痛；

（3）充血性心力衰竭；

（4）严重的室性和室上性心律失常；

（5）重度高血压；

（6）严重糖尿病；

（7）肝、肾功能不全。

高脂血症患者合并下列疾病时应尽量减少运动量，并在医疗监护下进行运动：

（1）频发室性早搏和心房颤动；

（2）室壁瘤；

（3）肥厚型梗阻性心肌病、扩张型心肌病和明显的心脏肥大；

（4）未能控制的糖尿病；

（5）甲状腺功能亢进；

（6）肝、肾功能损害。

高脂血症患者合并完全性房室传导阻滞、左束支传导阻滞、安装固定频率起搏器、劳力型心绞痛、严重贫血、严重肥胖以及应用洋地黄或 β - 受体阻滞剂等药物时也应该谨慎地进行运动。

体育锻炼应采取循序渐进的方式，不应操之过急，超出自己的适应能力，加重心脏负担。运动量的大小以不发生主观症状（如心悸、呼吸困难或心绞痛等）为原则。

运动疗法必须要有足够的运动量并持之以恒。轻微而短暂的运动对高脂血症、低高密度脂蛋白胆固醇血症以及肥胖患者不能达到治疗的目的。只有达到一定运动量，对血清脂质才能产生有益的作用并减轻肥胖患者的体重。

运动方式则要强调呼吸运动，例如轻快的散步、慢跑、游泳、骑自行车和打网球。这些运动方式会对心肺系统产生一定的压力，从而改善心肺的健康状况。以每小时 6.4 千米的速度轻快散步 1 小时将消耗 1.67 千焦的热量。每天进行这种运动量的轻快散步可以使体重减轻。但是，运动强度和持续时间应在数周后逐渐增加。对于肥胖患者和惯于久坐的患者也应在数月后逐渐增加运动强度和持续时间，较高强度的体育锻炼会导致更大程度的体重减轻。

总之，持之以恒、有规则的锻炼计划对高脂血症患者是非常有益的。

55. 高脂血症患者的健身方案

健身运动促进机体代谢，提高脂蛋白酶的活性，有效地改善高脂血症患者的脂质代谢，促进脂质的运转、分解和排泄，使血清胆固醇、甘油三酯及低密度脂蛋白含量降低，而使高密度脂蛋白的含量增高，对预防动脉粥样硬化病变的发生和发展非常有利。

高脂血症患者健身时应注意以下几个原则：

（1）选择合适的运动项目。根据自身情况，选择长距离步行或远足、慢跑、骑自行车、体操、太极拳、游泳、爬山、乒乓球、羽毛球、网球、迪斯科健身操及健身器等。

（2）掌握运动强度。运动时心率为本人最高心率的60%～70%，约相当于50%～60%的最大摄氧量。一般40岁心率控制在140次/分钟；50岁是130次/分钟；60岁以上是120次/分钟以内为宜。

（3）适当的运动频率。中老年人，特别是老年人由于机体代谢水平降低，疲劳后恢复的时间延长，因此运动频率可视情况增减，一般每周 3～4 次为宜。

（4）合适的运动时间。每次运动时间控制在 30～40 分钟，下午运动最好，并应坚持长年运动锻炼。

56. 步行与太极拳有益健康

运动是健康之本，适量的运动可以控制体重，加速全身的血液循环，增强心肌的代谢，增强心输出量，减少心脏病发作带来的危险。但要注意的是，应该避免剧烈的运动，根据自己的年龄、身体状况和体质来选择适合的锻炼项目。应该说所有的运动都有好处，但是以有氧运动方式为最好，如步行、慢跑、游泳、爬山、跳舞和太极拳等。

其中步行是很好的运动方式，美国科学家专门研究步行运动后发现，它可以使血脂下降、血压下降、动脉硬化斑块部分消退，还可以预防冠心病。而且步行运动不受各种条件如气候、温度、场地、经济条件等因素的制约，而且每天走路或爬楼梯是最简单自然的，不论时间、场地，一年四季都可以，也最容易做到。

还有一项很好的运动就是打太极拳。1978 年，我们敬爱的邓小平同志曾亲笔题词：太极拳好。在科学地研究太极拳后发现，太极拳对中老年人特别好。经过太极拳锻炼以后，神经系统、平衡功能、调节功能及肌肉骨骼的改善均很明显。练过太极拳的人不容易摔跤，就算绊一下也不会轻易摔坏。经过美国专门对照研究，练太极拳的老年人比不练的老年人摔跤或骨折的概率减少50％。太极拳能够使人的神经系统、骨骼肌肉年轻化，显得更灵敏，能使人年轻3～10岁。我国的研究证明，练太极拳的人患骨质疏松症的也较不练的人少。太极拳动作柔和，能使血管松弛，促进血压下降。

但在打太极拳时应注意以下几点：

（1）要在太极拳师的指导下练习；

（2）练功时要动静结合；

（3）运动时避免过量；

（4）练太极拳的同时不能停药。

我们建议高血压、高脂血症患者可以学习简易24式太极拳，可于早上在公园空气清新的地方进行，每天1～2遍。对于30～40岁紧张忙于工作的人们，一定要养成运动的好习惯。没有时间锻炼，可以挤时间，每天最少走路或做操半小时。

假如说你连半小时都抽不出来专门做运动，那您可以在看电视时，边看边运动，做背部操和腰部操，一举两得，看电视、锻炼两不误。简易做法为：身体挺直，双脚分开，弯腰，抬头向前看，双手前举约 30 秒后，身体挺直，双脚不动，双手置于头后，身体向左右转，反复做3 次。

57. 饭前快步走可降低血脂

有句俗话说：饭后百步走，活到九十九。但据科学分析，饭后马上行走，并不完全正确。因为饭后食物集中在胃部，需要大量的消化液与血液来参与消化，如果饭后立即散步，血液需运到全身其他部位，使胃肠的血液供应相对减少，食物就得不到充分的消化。最近，英国拉夫伯勒大学的安娜·赫德曼博士领导的研究小组证实，在饱餐一顿之前短时间快步走，能消除人体内有害的血脂，有益于预防心脏病。

专家认为，人在快步行走时能量消耗增加，并从体内储存的脂肪中获得额外增加的能量需要。在运动后的恢复期，则会从血液中提取膳食脂肪来补充脂肪储存库，从而使血脂水平下降。

58. 有氧运动可增加"好"胆固醇

日本研究人员的一项科研成果显示，经常进行有氧运动可增加人体内"好"胆固醇——高密度脂蛋白胆固醇的含量。

日本御茶水女子大学的研究人员发现，从事有氧运动的人平均每 0.1 升血液里的高密度脂蛋白增加了 2.53 毫克；能够使高密度脂蛋白发生量变的最少运动量是每周 2个小时，或相当于能够消耗 900 千卡热量的运动量；对较胖的人来说，有氧运动增加其"好"胆固醇的效果尤为明显。日本科学家还提出，如果人们希望通过运动增加体内"好"胆固醇的含量的话，每个星期就得进行至少两小时的运动才能达到目的。

众所周知，运动能够增加高密度胆固醇，也就是"好"胆固醇。不过，不同研究得出的具体研究成果并不一致。

日本的齐藤博士及研究小组对 25 个探讨运动与"好"胆固醇关系的随机对照试验分析显示，运动可让血液中的高密度胆固醇含量增加 2.53 毫克/分升，相等于使男性患心脏疾病的风险降低 5%，女性则可降低近 8%。

不过，要有效增加好胆固醇，每周必须要消耗 900 千卡热量，相当于进行 120 分钟的运动。除此之外，研究者还认为，运动的时间越长，提高高密度脂蛋白胆固醇含量的效果就越显著。

59. 爬山爬楼可降胆固醇

奥地利研究人员日前说，过于肥胖或虚弱而无法正常锻炼的人们能够从徒步下山这项运动中受益匪浅。根据在奥地利阿尔卑斯山进行的一项研究，徒步下山可能会在降低血糖方面有奇特疗效，同时还可以降低患糖尿病的几率，减少糖尿病对人体的影响。

除此以外，徒步上山、爬楼也可起到一定的效果，即降低胆固醇水平。北爱尔兰奥斯特大学研究者请一群坐办公室、很少运动的女性，从每天一次爬 200 个台阶开始，到每天爬 6 次（可以坐电梯下楼），每次 2 分钟，换言之，每位妇女一天只需活动 12 分钟即可。不到 2 个月，这群女性发现自己身材变好了，而且血中胆固醇降低到使心血管疾病的发病几率减少 33％。另一项研究则是找 13500 名男士，请他们每天爬 100 个楼梯台阶，或是不限天数，每星期上下 700 个楼梯台阶，发现死亡率因此降低了 20％。从消耗热量的角度来看，爬 15 分钟楼梯台阶和快步走 30 分钟所燃烧的卡路里是一样的。由此可见，徒步上山或爬楼都可以降低低密度脂蛋白胆固醇的含量。

60. 运动原则与注意事项

运动中应坚持 3 个原则：第一是有恒，是指运动应该是经常的、规律的、持久的，而不能"三天打鱼、两天晒网"；第二是有序，有序是指循序渐进；第三是有度，就是要适度。

另外运动中还要注意以下几点：

（1）运动前不宜饱餐。因为进食后，机体为了充分消化和吸收各种营养物质，血液大量的流向胃肠道，从而使心脏的供血减少，容易引发心绞痛。但是很多老年人空腹晨练又很容易发生意外，也不利于身体健康，所以运动前尤其是晨练前应少量进食。

（2）运动前后要避免情绪激动。因为精神紧张、情绪激动都可以增加血液中儿茶酚胺的浓度，增加心室颤动的危险。运动时应该保持全身心放松，才能起到预期的效果。

（3）运动后避免马上洗热水澡。因为全身浸泡在热水中，会造成全身血管的广泛扩张而导致心脏、大脑供血相对减少。这样很容易引发心绞痛、脑卒中等。

61. 把握好运动强度

任何事情都是有度的，运动也不例外，尤其是中老年人，运动更要适度，以免发生意外。那么什么样的运动强度最合适呢？一般主张中等量的运动，也就是说维持运动时每分钟的心跳次数大约在"170－年龄"的范围。例如，您的年龄是 50 岁，那么您的心率在运动时达到每分钟 120 次左右比较合适。

有些人有每天运动的好习惯，但也要注意根据具体情况做相应的调整。如果你紧张工作一天了，就应该先休息，歇一歇，避免过于疲劳，偶尔暂停一次运动是有必要的。某知名企业家就是一个反面的例子：2004 年 4 月，他在外地出席了三天的商务会议后，于傍晚回到北京，还没有调整好身体状态就到健身房做跑步运动，结果猝死在跑步机上，年仅 53 岁。这就是由于连日的超负荷工作，疲劳过度，这时心脏不能承受如此剧烈的运动，再加上防病知识的缺乏，忽略了早已存在的疾病隐患。经常超负荷运转，影响了健康，导致了英年早逝。正如英国科学家贝弗里奇所说："疲劳过度的人是在追逐死亡。"因此我们要劳逸结合，有张有弛，学习是无止境的，工作是永远做不完的，但生命是有限的。珍惜自己，追逐健康！

62. 晨起不宜剧烈运动

清晨是心血管危险事件（如冠心病）发生的高发时间，这是因为早晨人体的交感神经兴奋度比较高，而交感神经兴奋时会引起小血管的收缩，导致血压升高，严重时就会引起心肌缺血；此外，上午人体内的血液黏稠度也比较高，容易导致血栓形成。如果此时运动过于剧烈的话，会加速上述事件的进程，从而促进冠心病、脑卒中等心脑血管并发症的发生。对于老年人和心血管病患者来说，进行有氧代谢运动的理想时间最好选择在黄昏，当然在睡觉前不宜做过多运动，否则过度兴奋会影响睡眠。另外，早晨运动对身材肥胖的人来说是比较理想的，因为早晨运动时，身体所需的能量靠体内堆积的脂肪氧化来提供。

63. 依据时间来运动

青少年朋友的时间大部分是在学校里度过的，每周的体育课可以保证基本的体育活动；老年人退休在家，也有充分的时间进行锻炼；而那些工作中的中青年就不同了，他们每天忙于工作，几乎没有时间进行锻炼。其实，健身也是可以见缝插针的，既不需要花费很多的时间，也能达到基本的健身目的。

（1）早晨醒来，先揉一揉眼睛，搓一搓脸，随意屈伸上肢各关节，伸几次懒腰，双足离床做模拟骑车动作，然后，做几次仰卧起坐。做这些动作只需要 5 分钟，就能促进头、面及全身的血液循环，锻炼了全身的肌肉和关节。

（2）上班步行 1 公里左右，时间为 10～15 分钟，心率在每分钟 110～120 次。在住宅和办公地有意识地上下楼梯，这些运动既锻炼了下肢肌肉，又增强了心肺功能，还能消耗身体多余的热量，减轻体重。

（3）上班时，见缝插针地做些举手之劳的活动，如扩胸运动，深呼吸，原地踏步，屈伸颈部和四肢关节，旋转腰部，压腿踢腿，下蹲起立，用脚尖站立等。

（4）饭后不要马上坐下来或卧床，应散步 10～15 分钟，既有助于消化，又锻炼了下肢肌肉。

（5）晚上入睡前，用温热毛巾擦拭全身，能促进皮肤的血液循环，消除疲劳，有助于睡眠。

这些活动简便易行，有很好的健身作用，坚持不懈地做下去必定有明显的好处。

美丽心情

64. 调整情绪，不给健康增加心理负担

国内外冠心病普查资料表明，长期睡眠不佳、精神经常紧张、忧虑及时间紧迫均能影响血脂代谢。有些高脂血症的老年病人，离退休后在药物和饮食习惯、生活方式不变的情况下，血脂浓度却明显下降，甚至逐渐恢复正常，且血脂下降特点是稳定、持久的，并不是短暂的波动。显然其血脂浓度下降与离退休有着密切的关系。

有文献报道，情绪紧张、争吵、激动、悲伤时均可增加儿茶酚胺的分泌、游离脂肪酸增多，而促使血清胆固醇（TC）、甘油三酯（TG）水平升高。抑郁会使高密度脂蛋白胆固醇（HDL‐C）降低。在动物实验中也观察到，对已形成高胆固醇血症的动物，每天给予安抚及抚摸，结果其动脉粥样硬化病变形成的范围会明显减小。

由上可见，精神、情绪等心理因素对脂质代谢有一定程度的影响，但其作用机理尚未阐明。

65. 让自己笑起来

在这竞争的年代里，生活节奏紧张，工作、精神压力倍增。特别是三四十岁的中年男人，上有老下有小，房子

车子票子妻子孩子，一个都不能少。怎样才能笑迎挑战，宽容忍让，还真是一门学问。

美国某前职业棒球明星，40岁时因体力不济而告别体坛另谋出路，他想凭借自己的知名度去保险公司应聘推销员，可结果却出乎所料，人事经理拒绝了他，理由是："吃保险这碗饭必须笑容可掬，但您做不到，所以无法录用您。"面对冷遇，他没有打退堂鼓，决定首先学会"笑"。他天天在客厅里放声大笑，邻居分析："失业受刺激太大，神经出了问题。"

他不管别人怎么看，仍然练"笑"。一段时间过后，他又到人事经理办公室应聘，露出笑容，可是经理却说"你的笑吸引力不大"。他没有悲观失望，也并不把它当成压力，回到家仍继续苦练。一次，他在路上遇见一位朋友，非常自然地笑着打招呼，他的朋友说："您的变化真大，和以前判若两人。"以前那种倔脾气没了，他终于露出真正的发自内心的"笑"，成为全美推销保险的高手。他感慨道："人是可以自我完善的，关键在于你有没有热情，任何人都会有热情，所不同的是，有的人只有30分钟，有的人可以持续30天，而一个成功者却能让热情持续3年乃至终生。"

一位哲学家曾经说过：生活像镜子，你笑它也笑。其实身体也像一面镜子，你笑对人生，自然就会与健康相伴。

66. 释放压力，平和心态

压力过大皆可致病。这是因为紧张的心理和不良的心理刺激影响人体下丘脑的分泌功能，造成机体免疫功能的下降，应激能力变差。历史上就有周瑜受气而死，范进中举而疯等前车之鉴。所以说，多一份幽默，多一份健康。列宁说："幽默是一种优美的健康品质。"幽默的特点温和、含蓄和机智，是浪漫的滑稽，可以使人的精神充分放松，缓解矛盾。

长期精神压力过大和心情忧郁是引发高血压、高血脂和其他慢性疾病的重要原因之一。在这个竞争日益激烈的社会，压力似乎无处不在，读书时有升学的压力，毕业了有就业的压力，工作了有升职的压力，回到家还有上养老、下养小的压力……面对如此多的压力，如果我们不能释放压力，平和心态，就会让自己的健康受到影响。我们常常听说：某某最近由于工作压力大，休息不好，血压升高了；某某单位分房了，或长工资了，但没有他的份，使得他心情不好，不平衡，血压高了；某某昨天和家里人吵架，突然摔倒，脑出血了等等。

我们知道中年以后将逐渐发生动脉硬化等症，一般平均每年管腔狭窄 1%～3%，几年、十几年甚至几十年才堵塞，而暴怒、着急、生气等可导致冠状动脉痉挛而在 1 分钟内完全闭塞。平时需几十年才形成的，这 1 分钟就彻底痉挛堵塞了，由此可见心理因素的重要性。

心理学家告诉我们：自觉保持永远快乐的心境既是一门健康的科学，又是一门生活的艺术。所以说人的心境非常重要，一个人心境好，他会感到阳光格外明媚，蓝天更蓝，空气都是清新的，看见谁都很高兴。有句古语形容说："宠辱不惊，闲看庭前花开花落；去留无意，漫观天外云卷云舒。"就是说人要善于在不同场合保持心态平衡，去也好，留也好，都处在一种淡泊从容的心境中，这种情况不经过修养锻炼还真做不到，心理平衡最重要，但需要在实践中不断地自我完善。

人总是有苦有乐，人人都想从苦难中走出来，这就得学会休闲。英国著名的戏剧学家萧伯纳说得好："真正的休闲并不是什么也不做，而是能够自由地做自己感兴趣的事情。"一个人如果对自己的工作达到娴熟执迷的程度，也就产生了乐趣，如我们医务人员能把病人治好就是我们最大的乐趣。

67. 安静能使人健康长寿

2004 年日本高龄社会白皮书报道：过去 5 年百岁老人

数量翻了一番，现已突破 2 万，近 20561 人，居世界第一，其平均寿命达 81.98 岁，而中国医学最发达的城市北京，人的平均寿命仅 75.85 岁，明显低于日本，而且老年健康状况也不如日本，我国仅高血压造成脑卒中而残疾的人数就达 260 万。长寿并不等于健康，如果一个人很长寿，但由于罹患脑卒中生活不能自理，这样的长寿不但成为本人及家庭的痛苦，而且给社会也造成了经济负担。日本人不仅长寿，而且十分注重提高生活质量，他们是如何做到的呢？其中有一点就是我们现在最缺少的——安静。日本新闻报道，安静的生活居住环境是日本人长寿的秘诀，他们在商场、机场、饭店等这些人群集中的场所没有喧哗声，而在我国，稍有交通堵塞的现象驾驶员就拼命地按喇叭，大声谩骂，为自己和他人造成了浮躁喧哗的不利环境，"安静能使人多活 10 年"，那么我们应该尽量克服急躁情绪，努力营造安静的环境，爱护自己，爱护他人，才能健康长寿。

68. 学好哲学，受用终生

哲学充满辩证的精神，哲学是做人做事、修身养性、长寿的法宝，特别是在你工作不那么顺心的时候，在你感情纠缠不清的时候，在你争论得脸红脖子粗的时候，在你迷茫、寂寞、嫉妒、难堪、愤怒、烦恼的时候，它可以成为开解你的一剂良药；在你洋洋得意的时候，它会提醒你"天外有天，山外有山"，从而为你构造出平衡的心态。

著名的哲人苏格拉底，娶了一位强悍的妻子。有一次，苏格拉底给学生讲授因果关系，因为讲得太精彩而拖延了时间，其妻在楼上大吼大叫，但苏格拉底实在太专注了，忽略了妻子对他的提醒和抗议，以致其妻自楼上泼下一盆水。面对如此的尴尬，苏格拉底镇静地对学生说道："你们看，这就是因果关系，刚才是电闪雷鸣，之后必定是瓢泼大雨。"站在哲人的角度，苏格拉底不但开解了自己的无奈和尴尬，而且也为后人总结出了哲理：人人都要结婚，如果你选到了好妻子，就会是一辈子的幸福；如果你选到了坏妻子，好歹也能成为哲学家。他将生活中的不幸作为一种原动力，用哲学的思维品味生活，思索人生，从而体验到了生活的乐趣，理解了人生的真谛。

69. 活得开心远比活得富贵更重要

英国人的教育是力图将人培养成绅士风度。在未成年时，就希望他成为绅士，绅士的内涵不仅仅是拥有财富，更重要的是做人要无私、无畏、有自我牺牲精神、有社会责任感。比如世界首富比尔·盖茨就立下遗嘱，去世后将几乎所有的财富捐献给慈善机构来帮助穷人。金融巨商索罗斯捐数亿美元给非洲穷人及俄罗斯监狱的犯人用来治病。他们不仅富贵，更重要的是他们活得快乐、有意义。中国的富人们也要遵循这样的道德，不乏社会责任感，利人利己，造福天下，这是健康的品德，不像老百姓眼中的一些富人，豪赌、炫富，包"二奶"，养"小蜜"等。这种不正常的生活方式致使血压不断地往上走，表面的快乐造成了自己终身的残缺，这种"养生"之道，实在是不足取。

要想健康，不在于活得多富贵，而在于活得多开心。

70. 放慢生活节奏更能提高生活质量

信息社会，大量的信息每天冲入人们的视线和耳膜，竞争充满了机遇，同时也带来了疾病。节奏快、高效率是美国人的时尚，当今也成为中国人的时尚，似乎不快就会落后于时代，不快就会被淘汰出局。因此，人们的生活越来越紧张，每天匆匆忙忙，很多人连早饭都没有时间吃，甚至一日三餐都不能准时，有时一顿就吃很饱，有时又饿很长时间的肚子，更谈不上午休和锻炼了。有些人即使挤出少得可怜的时间外出锻炼也是为了拉客户，结果是锻炼不了体力却锻炼了心智，劳心费神，导致交感神经兴奋，久而久之，血脂就高上来了。

手机是现代高科技的产物，是现代社会信息交往的快速手段之一，运用得当可以拉近人与人之间的距离，而现今却往往成为造成现代人生活繁杂和心情浮躁的元凶，人们不但上班忙，下班后还电话业务不断，无奈只能忙于应酬。科学表明，紧张的生活和无适量的运动可造成血脂升高，且现在年轻人高脂血症的发病率有升高趋势。因此专家建议一些人将手机关掉，将工作的节奏放慢些，合理安排手头的事情，给自己多一些"自由度"，给自己多一点午餐的时间，能坐下来细嚼慢咽，餐后还有数分钟的午休时间，令身心得到休整，减轻心理压力，适当做些运动，血脂自然会有一定程度的下降。而且午休后精力充沛，情绪饱满，工作效率也会明显提高。

71. 健康是无价之宝

21世纪的健康格言是四个最：

最好的医生是自己

在2400多年前，医学之父希波克拉底讲过："病人的本能就是病人的医生，而医生是帮助本能的。"这句名言告诉人们一条朴素的真理：每个人都有很强的抵御疾病的能力，如果能将这些能力充分调动起来，自身的抗病能力就是最好的医生，而医生只需要帮助他恢复这种本能。健康就在我们身边，按照健康的生活方式去管理，健康就在自己手中。

最好的药物是时间

高脂血症的早期治疗，以控制饮食和适量运动为主。当饮食和运动无法控制时，就需要坚持服药，定期检查，且饮食控制与适量运动不能停。如果血脂很高又控制不佳，心脑血管合并症还是难以避免的。需要注意的是，高血压、高脂血症患者早期的干预治疗是十分重要的。有一位 40 多岁的女性患者梳头时梳子不知为什么从手中掉在地上，吃早饭时右手端碗时又把碗摔到了地上，这时她才意识到自己右手无力，可能是左边脑子有问题了，就立即赶到了医院，CT 证实左侧脑部有血栓，经过溶栓扩管治疗后右手活动如初。这个例子告诉我们，有了不适症状一定要及时看医生。脑血栓的溶栓时间一般是在发病 3 小时内，超过这一段时间就失去溶栓机会了，所以我们经常说"时间就是生命"。

最好的心情是宁静

宁静的心情、和睦的家庭对身体都是有好处的。工作压力大的男性或是更年期的女性往往容易情绪不稳，抑郁烦躁，看到什么都觉得不顺眼，一讲话就像要吵架，这样怎么能健康？这样下去心脑血管疾病、肿瘤等都会来找你。人就要有点阿 Q 精神，自得其乐，知足常乐，要多看到别人的优点，特别是男性，不要把妻子、孩子、同事当成出气筒，也不要把自己封闭起来，不快的时候可以找个倾诉的对象。再看我们的家，家是社会稳定的最小单元，家是夫妻、父母、子女、兄弟姐妹交往的情感场所，它是心理治疗最好的门诊部，它是我们每个人都离不开的港湾。

最好的运动是步行

世界卫生组织指出：步行是世界上最好的运动。通过对 1645 名 65 岁以上老人的前瞻性研究发现：与每周步行少于 1 小时的老人相比，每周步行 4 小时以上者，其心血管病住院率减少了 69%，病死率减少了 73%。

最近科学家证实：动脉硬化虽不能彻底消退，但在一定程度上是可逆的过程。走路就是使动脉粥样硬化斑块稳定和消退的最有效的方法。

72. 音乐当"食物"能降胆固醇

美国医生发现，经常欣赏音乐可以改善心脏状况，降低胆固醇的水平。如果一位患者每天听 30 分钟他们最喜欢的音乐，精神上会得到放松，还会因扩张和清理血管获得其他身体上的好处。

据《泰晤士报》报道，这项在马里兰进行的研究中，科学家分析了平均年龄是 36 岁、不吸烟的健康男女的情况。他们发现，志愿者听了他们喜欢的音乐后，上臂血管的直径扩张了 26%。

进行这项研究的马里兰大学预防心脏病中心负责人米歇尔·米勒说，血管扩张表明全身释放了一氧化氮，从而减少了血块数量，降低了同心脏病有关的坏胆固醇的水平。研究认为，是音乐触发了血液中一氧化氮的释放。

米勒说："音乐对血液的影响只有数秒时间，但是由最喜欢的音乐积累起来的好处却能持续下去，而且对所有年龄段的人都有裨益。我们都在寻找更省钱的治疗方法，帮我们改善患者的心脏健康。我们认为，音乐就是个很好的处方。"

这项发现是分析音乐对人体影响的大规模研究的一部分。科学家们发现，"红辣椒"乐队和麦当娜的歌曲可以提高人的忍耐力，而 18 世纪的交响乐则可以提高人的注意力。至于对体内血液的影响，关键不是音乐类型，而是听者更喜欢什么音乐。

米勒警告说，许多有关重金属音乐和说唱乐的实验显示，听给人带来压力的音乐能使血管收缩 6%。以前的研究显示，这和吃一个大汉堡包所产生的影响一样。米勒劝告道，如果青少年子女的音乐令父母心烦，就不要听，因为这种听觉伤害和被动吸烟所造成的伤害相当。

积极就医

73. 血脂增高有信号，体征自查可参考

刘大妈自从退休后，就没再去做过体格检查，一是嫌麻烦，二是她觉得自己身体挺棒的。但近两个月，刘大妈发现眼睑上长了个东西，开始就像沙粒那么大，跟皮肤颜色很接近，别人很难发现，只是摸的时候有些刺手，可奇怪的是，它越长越大，到现在都有米粒那么大了。为了打消心中的疑虑，刘大妈去眼科检查，医生让她去查了血脂，竟然发现总胆固醇、甘油三酯较正常值增高了很多。

眼睑黄疣是中年妇女血脂增高的信号。眼睑黄疣简称睑黄疣，又称黄色斑，是淡黄色的小皮疹，常发生于肥胖中年妇女的眼睑上。初期，皮疹如米粒大，仅高出于皮肤，与正常皮肤截然分开，边界不规则，仿佛是一小点黄油贴于眼睑上。但不易刮洗掉。后期继续发展，皮疹可布满整个眼睑。

眼睑黄疣是由于遗传和继发导致血脂代谢的紊乱，进而使局部胆固醇沉积而成的。这种沉积物被细胞吞噬后，即可产生各种各样的片状黄色皮疹。这是高血脂的一个信号。血脂增高，特别是血胆固醇水平的增高，既是动脉硬化性心脑血管病的主因之一，又与缺血性心脏病的发生率有明显关系，所以应该特别关注胆固醇水平升高的信号。

人体血脂的状况，一般需要通过血液检查才能查出。如果大家不能经常体检，就要学会观察身体发出的信号，自己先判断体内的胆固醇水平是否正常。下面教您观察身体的那些信号：

（1）胆固醇过高时，在皮肤上会鼓起些小肿疮，这些小肿疮表面光滑，呈黄色，多长在眼皮、胳膊肘、大腿、脚后跟等部位。

（2）中性脂肪过高时，皮肤上会出现许多小指头大小的柔软的水痘状物。颜色没有胆固醇肿疮那样黄，呈淡黄色，主要长在背、胸、腕、臂等部位，不痛不痒。

（3）短时间内在面部、手部出现较多黑斑（斑块较老年斑略大，颜色较深），记忆力及反应力明显减退。如手指分叉处变成黄色，也表示体内的胆固醇水平和中性脂肪水平都超过了正常水平。

（4）胖人血液中的脂肪成分过多时，胆固醇就会积存于肝脏的脂肪内，会引起肝肿大。如果用手指按右侧肋骨下并深呼吸，可触到肝脏的下边缘，这种现象除表示肝炎外，也可说明胆固醇水平过高。

（5）常出现头昏脑涨或与人讲话间隙容易睡着的状况。早晨起床后感觉头脑不清醒，早餐后有所改善，午后极易犯困，但夜晚很清醒。

（6）腿肚经常抽筋，并常感到刺痛，这是胆固醇积聚在腿部肌肉中的表现。

（7）看东西一阵阵模糊，这是血液变黏稠，流速减慢，使视神经或视网膜暂时性缺血缺氧所致。

但这些自查方法不是绝对的，还应该定期到医院做检查。

74. 你需要监测血脂吗

没有症状不等于血脂不高，因此对特定人群进行定期的血脂检测是十分重要的。因为高血脂的发病是一个漫长的过程，轻度高血脂通常没有任何不舒服的感觉，较重的高血脂才可能会导致冠心病、脑中风等严重疾病，并出现相应症状，如头晕目眩、头痛、胸闷、气短、心慌、胸痛、乏力、口角歪斜、不能说话、肢体麻木等。

根据 2007 年《中国成人血脂异常防治指南》的内容，为了及时发现和检查出血脂异常，建议 20 岁以上的成年人至少每 5 年测量次空腹血脂。对于缺血性心血管病及其高危人群，则应每 3～6 个月测定一次血脂。血脂检查的重点对象为：

（1）已有冠心病、脑血管病或周围动脉粥样硬化病者；

（2）有高血压、糖尿病、肥胖、吸烟者；

（3）有冠心病或动脉粥样硬化病家族史者，尤其是直系亲属中有早发冠心病或其他动脉粥样硬化性疾病者；

（4）有皮肤黄色瘤者；

（5）有家族性高脂血症者。也建议 40 岁以上男性和绝经后女性每年进行血脂检查。

75. 血脂检查注意事项

为了能准确地对血脂值进行测定，避免出现误将正常血脂测定为高血脂的情况，血脂检查前，你应该注意以下几点：

（1）禁食：采血前一天晚上 10 点钟开始禁食，次日早上 9～10 点钟采取静脉血，即空腹 12 小时以上晨间取血。

（2）取血化验前的最后一餐应注意：忌用高脂食物；不饮酒，因为饮酒能明显升高血浆富含甘油三酯的脂蛋白及高密度脂蛋白（HDL）的浓度，导致化验结果有误差。

（3）在生理和病理状态比较稳定的情况下进行化验。因为血脂水平可随一些生理及病理状态的变化而变化。如创伤、急性感染、发热、心肌梗死、妇女月经、妊娠等。

（4）不要在服用某些药物时进行检查。如口服避孕药、β - 受体阻滞剂（如心得安）、噻嗪类利尿剂（如双氢克尿噻、氯噻酮）、激素类药物等可影响血脂水平，导致检查出现误差。

（5）如果检查血脂异常，应在 2～4 周内再次复查血脂，最后由医生确定高脂血症的诊断。

76. 学会读懂血脂化验单

目前临床上常用的化验项目主要包括：总胆固醇、甘油三酯、高密度脂蛋白胆固醇、低密度脂蛋白胆固醇、载脂蛋白 A、载脂蛋白 B 等 6 项。各级医院因医疗条件不同，以上项目不一定都能检查。

正常值的指标见下表：

化验项目	英文代号	正常值
血清总胆固醇	TC（T‑CHO）	＜5.18 毫摩尔/升 ＜200 毫克/分升
血清甘油三酯	TG	＜1.70 毫摩尔/升 ＜150 毫克/分升
血清高密度脂蛋白胆固醇	HDL‑C	≥1.04 毫摩尔/升 ≥40 毫克/分升
血清低密度脂蛋白胆固醇	LDL‑C	＜3.37 毫摩尔/升 ＜130 毫克/分升

化验项目	英文代号	正常值
载脂蛋白 A₁	ApoA₁	＞100 毫克/分升
载脂蛋白 B	ApoB	＜100 毫克/分升

当发现血脂化验单上的以上数值超出正常范围时，首先看是不是排除了上个问题中需要注意的情况，如果都符合血脂检测前的注意事项，就要从临床角度寻找原因了。下面重点介绍一下总胆固醇、甘油三酯、低密度脂蛋白胆固醇、高密度脂蛋白胆固醇及载脂蛋白的临床意义。

总胆固醇的临床意义

增加见于胆管梗阻、肾病综合征、慢性肾小球肾炎、淀粉样变性、动脉粥样硬化、高血压、糖尿病、甲状腺功能减退、传染性肝炎、门脉性肝硬化、某些慢性胰腺炎、自发性高胆固醇血症、家族性高 a‑脂蛋白血症、老年性白内障及牛皮癣等病症。减少见于严重贫血、急性感染、甲状腺机能亢进、脂肪痢、肺结核、先天性血清脂蛋白缺乏及营养不良等病症。

甘油三酯的临床意义

增高见于高脂血症、动脉粥样硬化、冠心病、糖尿病、肾病综合征、胆管梗阻、甲状腺功能减退、急性胰腺炎、糖原累积症、原发性甘油三酯增多症。

高密度脂蛋白胆固醇减少与低密度脂蛋白胆固醇增多，则提示易患动脉粥样硬化所导致的冠心病、脑血管病。

载脂蛋白的临床意义

$ApoA_1$、$ApoB$ 可用于心脑血管风险度的估计，高密度脂蛋白的载脂蛋白 $ApoA_1$ 下降和低密度脂蛋白的载脂蛋白 $ApoB$ 增高在心脑血管病最为常见，还见于高脂蛋白血症和其他异常脂蛋白血症。

需要说明的是，各个医疗单位由于使用的方法、实验的条件等存在差异，各项指标的正常值可能不完全相同。一般情况下，在化验单上都标有正常参考值，可对比测定的各项指标是否超过了正常范围。

77. 高脂血症的最后确诊

体检第一次发现血脂升高，或怀疑患有高脂血症时，是不是就可以确诊为高脂血症呢？答案是：不能马上确诊。首先我们要到正规医院的内科就诊，再次复查。复查安排在控制饮食的 1 个月后为宜。高脂血症诊断一定要慎重，复查可以确定是否是其他疾病引起的高脂血症，排除受到一过性高胆固醇、高脂肪饮食的影响。

在控制饮食的一个月中我们要注意：①避免食用高胆

固醇、高甘油三酯的食物；②少食或不食牛肉、猪肉中的肥肉；③多食含膳食纤维的食品。

在控制饮食的一个月后，如果检查结果仍然是血脂过高，则可确诊为高脂血症。具体要确定是原发的还是继发的高脂血症，还需要进一步检查确定。

78. 查出高血脂莫惊慌，找出原因是关键

大家都知道高脂血症是人身健康的大敌。尤其进入中老年以后，高脂血症常常诱发动脉粥样硬化，从而引起心脑血管类的多种疾病。因此可以说，高脂血症是动脉粥样硬化的生化基础。当血浆胆固醇或甘油三酯含量高于正常高限时，称为高脂血症。那么当你查出血脂增高，已表明你有高脂血症时，应该怎么办呢？

首先应进一步检查全身各系统情况。有些疾病可成为高脂血症的诱发因素，如肾病综合征、系统性红斑狼疮、糖尿病、酒精中毒、肝脏疾病和异常球蛋白血症等。另外有些药物如噻嗪类利尿药、速尿等亦可引起血脂升高。由于高脂血症的发展可导致全身各脏器的动脉硬化，从而引起各类疾病，如冠心病、脑血管病（脑血栓、脑溢血等）、肾功能不全等。因此，这类重要脏器的各项功能与生化指标的检查应经常进行，并且动态观察，必要时配合治疗，

以防止重要脏器功能减退。当然，无论有无重要脏器受到高脂血症侵害，都应采取降脂措施，例如减少动物脂肪的摄入，根据脏器功能进行适时体力活动，多摄入植物类食物，在烹饪时要尽可能用植物油等。

79. 高脂血症的手术治疗

部分回肠末端切除术

1963 年由美国明尼苏达大学医学院首先报道采用该手术方法治疗高胆固醇血症。该手术操作简单，将大约 2 米长的回肠末端切除。其降血浆胆固醇的原理也十分清楚，能起到口服消胆胺的类似效果，明显减少胆固醇从肠道吸收。

已证实部分回肠末端切除术治疗高脂血症具有良好的效果，但是，对于纯合子家族性高胆固醇血症（FH）其疗效欠佳。对于Ⅱa型高脂蛋白血症者（均为杂合子FH），术后可使血浆胆固醇浓度下降50％，伴有皮下和肌腱黄色瘤消退，冠状动脉造影也证实冠状动脉粥样斑块消退。

为了更进一步证实该手术的效果和益处，美国在较大范围内进行了研究。该研究项目名称为外科手术控制高脂血症计划（POSCH）。这是一项随机、前瞻性二级干预试验，由美国国家心肺血液研究所组织实施。共收集病人

838 例，其中手术组 421 例，对照组 417 例，术后病人追踪至少 7 年。术后 5 年的追踪结果为：血浆总胆固醇（TC）浓度下降（24±1.2）％，低密度脂蛋白胆固醇（LDL-C）浓度下降（38±1.5）％，高密度脂蛋白胆固醇（HDL-C）浓度无变化。由此可见，部分回肠末端切除术的降脂效果显著，且伴有冠心病事件发生的危险性明显降低。由于目前在临床上应用的降脂药物有良好的疗效，且不良反应的发生率极低。所以，已不再选用该手术来治疗高胆固醇血症。

肝脏移植术

已有报道采用肝脏移植治疗严重家族性高胆固醇血症（FH），其科学依据是：

（1）FH 患者体内缺乏 LDL 受体，LDL 代谢受阻，而合成代谢增加。

（2）某些药物虽能通过增加肝脏 LDL 受体活性使血浆胆固醇浓度降低，但纯合子 FH 患者体内完全没有 LDL 受体，药物治疗一般是无效的，也就是说，体内存在一定数量的 LDL 受体是药物治疗的先决条件。

（3）肝脏中 LDL 受体的数量为机体全部 LDL 受体的 50％～70％，提示肝脏移植有可能为病人提供一半以上的 LDL 受体。

由于肝脏移植术后高胆固醇症仍然存在，还应同时给予药物治疗，这可使甘油三酯再下降 43%，低密度脂蛋白胆固醇下降 42%。在考虑采用肝脏移植术仅仅用于治疗 FH 时应该特别谨慎。只有当各种保守的治疗方法均无效时，才考虑采用肝脏移植。

80. 体外洗血亦可降血脂

一张看似无奇的医用无纺布，经过改造可以成为有效过滤血液中"废物"的工具。上海有机所某研究员课题组日前研制的纳米功能吸附材料提供了一种有效的体外净化血液方法，若能设计成为医疗器械应用于临床，有可能会让高血脂患者享受痛苦少、见效快的"健康洗血"。

对于血脂高，除了药物治疗之外，科学家曾尝试过一些物理方法，如利用二氧化硅或高分子凝胶柱等粉体材料来过滤血浆，但后者治疗费用昂贵，不利于推广。新研制成功的纳米功能吸附材料，不仅可以起到明显的过滤作用，且成本相对低廉，推广应用于临床的希望也就比较大。

"打个比方，像磨豆浆一样，血液流经这种材料之后，原本活跃其中的有害物质都像渣子一样被留在无纺布上，过滤后的血就像新鲜豆浆一样健康。"专家表示，用于过滤的无纺布内部孔径在 100 纳米～5.0 微米之间，刚好能把高血脂的凶手——低密度脂蛋白筛出。

尽管采用此方法是在体外进行洗血，相对于传统的吃药疗法，操作程序较复杂，但专家仍十分看好它的前景，表示该项目计划将进行进一步的攻关，在提供更多医疗思路的同时，力争降低治疗成本。

81. 莫忘定期复查血脂

对于高脂血症患者而言，定期的检查是十分必要的。

饮食与非调脂药物治疗 3～6 个月后，应复查血脂水平，如能达到要求即继续治疗，但仍须每 6 个月至 1 年复查一次，如果持续达到要求，则每年复查一次。药物治疗开始后 4～8 周复查一次，如能达到目标值，逐步改为每 6～12 个月复查一次，如开始治疗后 3～6 个月复查血脂仍未达到目标值，则调整剂量或药物种类，或联合药物治疗，再经 4～8 周复查。达到目标值后延长为每 6～12 个月复查一次。

合理用药

82. 血脂降到多少合适

根据有无冠心病或有无冠心病的危险因素，不同患者血脂的调节是有不同标准的，见下表。

调节血脂的不同标准

分类	胆固醇水平（毫克/分升）	低密度脂蛋白胆固醇水平（毫克/分升）
无冠心病危险因素	＜240	＜160
有冠心病危险因素	＜200	＜130
已发生冠心病或其他部位动脉粥样硬化	＜160	＜100

83. 高脂血症患者一定要吃药吗

高脂血症，控制或治疗的重点不在于药物的使用，而在于如何阻断高脂血症的形成。使用药物治疗高脂血症有一定的规范。首先，一定要先进行严格的饮食控制，戒酒、戒烟，以及进行运动和减肥，这需执行 3～6 个月，之后再复查血脂，仍旧未改善时才会考虑使用降血脂药物。况且目前知道的降血脂药物对肝功能有一定的影响，并不是完全不需考虑其副作用，而只享受其"通血路"的好处。

　　一般认为，高脂血症病人皆需先接受 3～6 个月的非药物治疗。之后根据复查血脂结果和有无高脂血症的危险因素使用降血脂药。

血脂异常危险分层方案

	总胆固醇 5.18～6.19 毫摩尔/升（200～239 毫克/分升）或 LDL－胆固醇 3.37～4.12 毫摩尔/升（130～159 毫克/分升）	总胆固醇≥6.22 毫摩尔/升（240 毫克/分升）或 LDL－胆固醇≥4.14 毫摩尔/升（160 毫克/分升）
无高血压且其他危险因素＜3	低危	低危
高血压或其他危险因素≥3	低危	中危
高血压且其他危险因素≥1	中危	高危
冠心病或其等危症	高危	高危

注：①其他危险因素包括：（男≥45 岁，女≥25 岁），吸烟、低HDL－胆固醇、肥胖和早发缺血性心血管疾病家族史。
　　②冠心病等危症：有临床表现的冠状动脉以外动脉的动脉样粥样硬化、糖尿病等。

血脂异常患者开始调脂药物治疗的血脂质

毫摩尔/升（毫克/分升）

危险等级	总胆固醇	LDL－胆固醇
低危	≥6.99（270）	4.92（190）
中危	≥6.22（240）	≥4.14（160）
高危	≥4.14（16）	≥2.59（100）

84. 无症状高脂血症也需要治疗吗

许多高脂血症的病人认为自己没有任何不舒服的地方，仅仅是血脂高，因而就忽视了治疗，日常生活中也不加注意。其实这种做法不仅是错误的，而且十分有害。

这是因为高脂血症的临床表现为黄色瘤和动脉粥样硬化。黄色瘤包括在眼睑处的黄色斑，在手、肘、跟腱处呈丘状隆起的肌腱黄色瘤，以及在膝、肘关节伸侧、臀部等受压处出现的皮下结节状黄色瘤，由于缺少痛、痒等异常感觉而被忽视。

高脂血症引起的动脉粥样硬化早期常无明显症状，只有血管腔明显狭窄，血栓形成，管腔完全堵塞时才会出现症状。如肢体动脉栓塞引起的肢体缺血坏死、脑动脉硬化，血栓形成引起的脑力下降、脑梗塞，冠状动脉粥样硬化引起的心绞痛、急性心肌梗死以及高血脂视网膜症等。病情严重的，损害往往是不可逆的，而如果在此时才加以治疗，任何药物都不可能使已发生粥样硬化的血管壁恢复正常了。

高脂血症应在早期进行防治，以防止动脉粥样硬化的发生。已经发生了的动脉粥样硬化，应及早进行诊治，防止动脉粥样硬化的发展，提防严重并发症的发生。因此已经明确高脂血症的患者应立即进行治疗。

85. 冠心病病人血脂应降得更低

对已经确诊为冠心病的病人，血脂水平要降得比正常人更低，这是许多冠心病病人没有意识到的问题。

血脂通常包含甘油三酯和胆固醇两部分，胆固醇又分为高密度脂蛋白胆固醇（HDL‐C）和低密度脂蛋白胆固醇（LDL‐C）。低密度脂蛋白胆固醇是引起冠心病的元凶。目前，已有充分的证据证明，降低低密度脂蛋白胆固醇可明显减少冠心病的发生，即使已经患冠心病的病人，降低低密度脂蛋白胆固醇也可防止复发。

低密度脂蛋白胆固醇应该降到多少，降多长时间，对不同的病人也有不同的要求。目前，化验单上的低密度脂蛋白胆固醇正常值主要是针对正常人的，不同医院的正常值可能不统一，比如 3.4 毫摩尔/升或 4.1 毫摩尔/升，而对冠心病病人一般要求低密度脂蛋白胆固醇控制在 2.6 毫摩尔/升；若患过心肌梗死，则希望将低密度脂蛋白胆固醇降到 1.8 毫摩尔/升以下。如冠心病病人张先生，他的低密度脂蛋白胆固醇在 3.7 毫摩尔/升左右，这对正常人而言，可以认为是正常水平，但他是一个患过心肌梗死的冠心病病人，又有高血压，那他的低密度脂蛋白胆固醇就应该控制在 2.6 毫摩尔/升以下，若能达到 1.8 毫摩尔/升以下更好。长期的血脂偏高，就会导致张先生再次发病。

此外，血脂升高通常是负责血脂代谢的酶功能低下，应该长期服药控制血脂，不吃降脂药，又不严格控制饮食，血脂必然还会升高。如此看来，一旦患了冠心病，就应该终身控制血脂水平，即应该终身用药，把血脂降得更低才对。

目前，常用的降血脂药物如他汀类，不仅可以降低血脂，还可以使粥样斑块消退，是预防冠心病和防止冠心病复发的一线药物，它长期使用的安全性已得到广泛证实，广大病友不必有其他顾虑。

86. 高脂血症患者不能只单纯降脂

尝试过各种降脂方法和药物以后，许多高脂血症患者都面临着一个困惑：通过治疗使血脂降低容易，但要想保持血脂长期稳定在一个健康的水平就很困难了，经常是升了降、降了升，对心脑的健康造成了很大危害。

为什么会出现这种情况呢？现代医学研究表明，人体存在着自我调节的脂类代谢平衡，血脂的来源主要有两个：一部分来自食物中脂肪的吸收，称为外源性；另一部分由人体自身合成，称为内源性。正常条件下，人体能自动调节自身血脂的平衡，两种来源的血脂可以相互制约，保持血脂的长期稳定。但随着年龄的增长和生活压力的加大，人体自身的脂类代谢能力慢慢遭到侵蚀和衰退，再加上人们饮食结构的改变，逐渐使人体的脂类代谢能力下降，表现症状之一就是血脂升高和发生心脑血管疾病。

单纯降低血脂可以解决一时的问题，但就像受污染的河流不能解决源头问题一样，如果不能有效恢复和加强人体自身的脂类代谢能力，就不能保持血脂的长期稳定和心脑的长期健康。还有就是要管住我们的嘴，预防病从口入。我有一位病人，男性 38 岁，某肉联厂厂长，喜欢吃酱肠子、酱肚儿，餐餐不断，一餐吃九个咸鸭蛋，吃出高脂血症了，两个眼皮可见黄色素斑，抽的血浮着一层油，甘油三酯、总胆固醇、低密度脂蛋白是正常值的 5 倍以上，最后得了广泛前壁心梗。冠状动脉造影显示：供应心脏的三支主要血管，一支全堵了，另外两支像糖葫芦一样，多处严重狭窄。他的高胆固醇饮食无疑是罪魁祸首。

87. 协调两种治疗方法，安全合理降血脂

高脂血症治疗包括非药物治疗和药物治疗。

对一些轻度血脂异常的患者可以采取非药物治疗，如坚持锻炼、减轻体重、调节饮食等。

对于大部分血脂异常较重患者来说，非药物治疗并不能控制血脂水平，这时一定要采取口服药物来进行治疗。但许多患者常常有这样的顾虑：一旦开始服药，就会产生对药物的依赖性，因此不愿服药治疗。事实上这种顾虑是不科学的，应尽早采用口服药物进行治疗，将血脂降至正常，最好降至理想的水平，这样才会减少高脂血症导致的并发症的发生。降脂药物不会产生依赖性，但所有的降脂药物都是治标不治本，血脂降至正常是因为药物对血脂代谢、排泄等环节进行持续的控制，因此降脂药物一停，血脂又会反弹回升，因此要尽早、长期坚持服用降脂药，否则就会导致动脉粥样硬化、脂肪肝、冠心病、脑血管意外等并发症的发生。

在药物治疗的同时，不要放松非药物的治疗。两种治疗相结合，既可增加疗效，又可减少用药剂量，减轻药物造成的不良反应。协调两种治疗方法，才能使血脂的下降

既安全又合理。

88. 调血脂药物的应用前提

诊断明确

应用调血脂药的目的是纠正脂代谢异常，减少心血管病的危险性，为此要明确脂代谢失常的类型和程度。

饮食疗法

采用饮食疗法，减少饮食中的胆固醇和饱和脂肪酸的摄入量，适量增加不饱和脂肪酸、纤维素、新鲜水果和蔬菜的摄入量，3～6 个月若未达到要求，再根据脂代谢失常的类型选用不同效能的调血脂药。

消除其他危险因素

脂代谢异常只是动脉粥样硬化性心血管病的危险因素之一，在调血脂治疗的同时，不可忽视其他危险因素的处理，如高血压、糖尿病、吸烟、肥胖和精神紧张等等。

89. 高脂血症药物的治疗原则

进行药物治疗监测

服药期间严密观察血脂的变化，服药 1 个月左右时应复查血脂水平，观察疗效，若 3 个月后仍无治疗效果应考虑换用其他药物。对于顽固性血脂异常，假如单一调脂药物无效时，应考虑联合用药。

复查血脂水平

饮食与非调脂药物治疗后 3～6 个月要复查血脂水平，如能达到要求就继续治疗，但仍需每 6 个月至 1 年进行复查；如持续达到要求，则每年复查一次。

药物治疗开始后的 6 周进行复查；如能达到要求，逐渐改为每 6～12 个月复查一次；如开始治疗 3～6 个月复查时仍未达到要求，则调整剂量或药物种类；3～6 个月后再复查，达到要求后延长为每 6～12 个月复查一次；若未达到要求，则考虑增加用药量或联合用药种类。在药物治疗时，必须监测不良反应，包括肝、肾的功能，血常规及必要的测定心肌酶。

90. 他汀类调脂药

这是目前已上市的降脂类药物中应用最广泛的一类降胆固醇药物。此类药物既可以降低胆固醇和甘油三酯，又有轻度增加高密度脂蛋白的作用，所以称为调脂药。下表列举了几种常用的他汀类调脂药：

常用的他汀类调脂药

化学名（商品名）	日剂量（毫克）	每日服药次数
洛伐他汀（洛之达、美降脂、罗华宁、血脂康、洛特）	10～40	1
辛伐他汀（舒降之、京必舒新）	5～40	1
普伐他汀（普拉固、美百乐镇）	10～40	1
氟伐他汀（来适可）	10～40	1
阿托伐他汀（立普妥、阿乐）	10～20	1
瑞苏伐他汀（托妥、可定）	10～40	1

主要的副作用：胃肠功能紊乱、肌肉疼痛及肝功能异常——血清谷丙转氨酶升高。

注意事项：用药前后定期测定肝功能，如果出现显著的肝功能异常，需要立即停药；如果发生肌肉疼痛应立即就医，检测血浆肌酸激酶；如果肌肉疼痛同时伴有肌酸激酶升高，则提示可能发生了横纹肌溶解，不过，横纹肌溶解发生率非常低，一般小于 0.1%。

91. 贝特类调脂药

又称苯氧芳酸类调脂药，以降低甘油三酯水平为主，也可降低血中极低密度脂蛋白胆固醇、低密度脂蛋白胆固醇水平，升高高密度脂蛋白胆固醇水平，但由于此类药物降低甘油三酯水平的作用更为突出，常常用于高甘油三酯的治疗。此类药物除了主要通过纠正血脂异常来发挥抗动脉粥样硬化作用以外，还可通过防止血液凝固，促进血栓溶解，减少动脉粥样硬化性炎症等调脂以外的途径来发挥抗动脉粥样硬化的作用。下表列举了几种常用的贝特类调脂药：

常用的贝特类调脂药

化学名（商品名）	每日剂量（克）	每日服用次数
氯贝特（安妥明、冠心平）	0.75～1.50	3
非诺贝特（力平之）	0.3	3
苯扎贝特（必降脂、阿贝他）	0.6	3
吉非贝齐（诺衡、康利脂）	0.6～1.2	2
微粒化胶囊	0.2	1

可能出现的副作用：恶心、腹胀、腹泻等胃肠道症状，个别患者可能发生横纹肌溶解症，表现为肌肉疼痛、无力，有时还会出现肌肉抽搐。有时可损害肝脏，出现一过性血清转氨酶升高。

忌用人群：肾功能不全者、孕妇、哺乳期妇女。

注意事项：这类药物可加强抗凝药物的作用，因此两类药物合用时，抗凝药物的剂量要减少 1/3～1/2。另外，由于此类药物可使胆结石的发生率升高，故已有胆结石或胆囊炎等的患者应谨慎用药。

92. 烟酸类调脂药

主要用于降低甘油三酯酶的活性，使肝脏的极低密度脂蛋白的合成减少，进而减少中密度脂蛋白和低密度脂蛋白的水平，并抑制肝细胞利用辅酶A合成胆固醇。故此类药物可同时降低胆固醇、甘油三酯和低密度脂蛋白胆固醇的水平。同时烟酸还可升高高密度脂蛋白胆固醇的水平。下表列举了几种常用的烟酸类调脂药：

常用的烟酸类调脂药

化学名（商品名）	每次剂量（克）	每日服药次数
烟酸	3～6	3
阿西莫司（乐脂平、氧甲吡嗪）	0.75	3

烟酸类调脂药常见的副作用：面部潮红、瘙痒、胃肠道症状。

严重的副作用：消化道溃疡恶化，偶见肝功能损害。

因此，服药时应从小剂量开始，逐渐增加剂量，从而逐渐适应，以减少不良反应的出现和减少其症状。另外，饭后服药可减少药物的胃肠道反应。阿西莫司为烟酸衍生物，适用于血甘油三酯水平显著增高，高密度脂蛋白胆固醇水平明显降低的患者，其副作用较烟酸轻些。

93. 胆酸螯合树脂类调脂药

这类药物可以在胃肠道中与食物中的胆固醇及胆酸结合，阻止胆酸或胆固醇从肠道被吸收，使之随粪便排出，从而促进胆固醇降解，这类药物主要作用于高胆固醇血症，而对于任何类型的高甘油三酯血症无效。另外，此类药物还能延缓冠状动脉粥样硬化病变的发展。下表列举了几种常用的胆酸螯合树脂类调脂药：

常用的胆酸螯合树脂类调脂药

化学名（商品名）	每日剂量（克）	每日服药次数
考来烯胺（消胆胺）	4～16	3
考来替泊（降胆宁）	5～20	3

注意事项：服药时从小剂量开始，此药物可干扰叶酸、地高辛、华法林、甲状腺素、普罗布考、贝特类和脂溶性维生素的吸收。

副作用：腹胀、恶心、呕吐、便秘。

94. 如何选用调脂药物

高胆固醇血症

首选他汀类药物，其次可考虑烟酸类和贝特类。

高甘油三酯血症

非药物治疗包括饮食、减轻体重、减少烟酒、戒烈性酒等，甘油三酯不能降低至 4.07 毫摩尔/升（360 毫克/分升）以下时，首选贝特类药物，其次可考虑使用烟酸类药物。

混合型血脂异常

以高胆固醇为主：首选他汀类药物，其次烟酸或贝特类；若以高甘油三酯为主：首选贝特类，其次为烟酸类；胆固醇和甘油三酯均衡性升高者：首选胆酸螯合剂＋贝特类或烟酸类，其次为他汀类＋贝特类或烟酸类。

低高密度脂蛋白胆固醇血症

目前尚无针对性很强的升高高密度脂蛋白胆固醇水平的药物，一般来说能降低胆固醇和甘油三酯水平的药物均有升高高密度脂蛋白胆固醇水平的作用，如他汀类和贝特类药物在降低胆固醇和甘油三酯水平的同时，可明显升高高密度脂蛋白胆固醇的水平。

血浆极低密度脂蛋白和低密度脂蛋白水平均升高

首选他汀类。如果低密度脂蛋白胆固醇小于 3.4 毫摩尔/升，同时合并低的高密度脂蛋白胆固醇血症，可使用贝特类。

95. 养成良好的服药习惯

按时服药，尤其是老年患者要有专人定时提醒，切忌漏服或误服。根据脂质代谢的特点，单一剂量的降血脂药物常常需要在晚间服用。患者在服用降脂药物时最大的误区是血脂高时服药，而正常时则自行停药，服药没有连续性，这样往往造成血脂不易控制，降低了血管内皮功能的稳定性，容易导致动脉粥样硬化的形成，血管腔狭窄，引发心脑血管的急性病变的发生。尤其是行冠状动脉介入治疗——经皮冠状动脉球囊扩张术和支架植入术的患者，如果不能定时定量服药，可能会增加冠状动脉靶血管或支架内的再狭窄发生率。

96. 降脂治疗的注意事项

（1）对于一些特殊人群，如肝、肾功能异常的患者和老年人，由于其药物代谢和排泄减缓，更容易出现对一些药物的不良反应，所以在治疗过程中应随时注意请医生适当调整用药的剂量，以免造成药物不良反应甚至药物中毒，并定期检查肝、肾功能，做到对药物不良反应的早期发现、早期预防和早期治疗。不可盲目增减药物的剂量。

（2）服药过程中，如果血清谷丙转氨酶（SGPT）含量高于正常上限 3 倍以上，肌酸激酶（CK）含量高于正常上限 5 倍以上时，应及时减药或停药；SGPT 含量高于正常上限 5 倍以上或 CK 高于正常上限 10 倍以上时，应立即停药，并辅以相应的处理。对服药后发生毒副反应的患者，必须随诊到临床症状消失至以上生化指标回到正常水平。

97. 血脂正常后是否还需要服药

许多患者常常有这样的疑问：服用降脂药物后，血脂已降至正常，是否还需要继续服药？降脂药物是通过药物途径来干预人体内血脂调节机制，达到控制血脂的目的。如果将高血脂降至正常，可更有效地保护心、脑、肾，最大限度地减少并发症。临床经验表明，大部分血脂异常的患者服用足量合适的降血脂药物 4～6 周后，血脂可降至正常，这时仍需要继续服药。对于少数患者服药后出现血脂降得很低时，可以考虑将降脂药物减量，观测血脂状况，以达到服用最小的剂量维持血脂在正常水平的目的。

血脂异常是一种慢性代谢异常，对于这种情况，目前只能靠药物长期维持，多数血脂异常患者在停用降脂药物1～2周后，血脂即可回升到治疗前的水平。可见，血脂降至正常时，切不可随意停药。因为血脂是在使用药物的情况下降至正常水平的，而不是高血脂的治愈，如果随意停药，血脂还会上升，达不到控制血脂的目的。因此，降脂治疗过程中如果没有发生严重的不良反应，就不应停药，应坚持长期用药，甚至终身用药。

另外，对于血脂异常的患者来说，只有长期服用降脂药物才能达到防治冠心病的目的。这就是我们常说的"终身用药，终身受益"。

98. 晚上服用他汀类药物效果最佳

由于他汀类药物是体内胆固醇合成限速酶的抑制剂，而这种酶的活性在夜间最高，所以在晚上服用他汀类药物可能产生最大的降胆固醇水平效果。有研究发现，服用同等剂量的他汀类药物，晚上服用时产生的降胆固醇水平效果比白天服用时的效果增强了3%～5%。因此，虽然他汀类药物可以在任何时间服用，但在晚上服用的效果最好。

99. 什么病人不宜行降胆固醇治疗

首先，活动性肝炎的患者不宜使用降胆固醇的药物。因为这类降脂药物在肝脏代谢的过程中可加重肝脏的损害。

其次，怀孕或哺乳期妇女不宜使用降胆固醇药物。因为动脉粥样硬化是慢性过程，所以妊娠期停用降脂药物对治疗原发性高胆固醇血症的远期效果影响甚少；而且，胆固醇及其生物合成途径的其他产物是胎儿发育的必需成分，包括类固醇和细胞膜的合成。他汀类降脂药物在降低胆固醇生物合成的同时，也减少了胆固醇生物合成通路的其他产物。所以孕妇服用这类降血脂药物可能对胎儿不好。降血脂药物及其代谢产物是否经人乳分泌，目前还缺乏研究。由于许多药物经人乳分泌，而且因降脂药物潜在的副作用，因此哺乳期妇女不宜服用降脂药物。

最后，必须强调的是，并非所有的冠心病患者都适合进行降低胆固醇的治疗，70岁以上高龄的老年患者，慢性充血性心力衰竭、痴呆、晚期脑血管疾病或活动性恶性肿瘤的患者，都不宜采取降脂治疗。

100. 老年人及妇女的降脂治疗

老年人

高脂血症在老年人中常发生，导致冠心病事件的可能性仍存在，成年人中的防治原则也适用于老年人，但药物使用应注意剂量及副作用的发生，降脂不宜过剧过急，因为老年人更容易发生药物的副作用。

妇女

绝经期之前的妇女除非有严重危险因素，一般冠心病发病率低，男女之比可为 4 : 1，这时多可用非药物方法防治，有严重危险因素及高脂血症者方可考虑进行药物防治。绝经期后妇女高脂血症发生机会增多，冠心病危险性也增高，逐渐跟上男性的患病率，男女之比从 4 : 1 逐渐变成 1 : 1，故应该积极进行治疗。

101. 肾病综合征伴高脂血症患者
怎样选择降脂药

蛋白尿（尿蛋白定量＞3.5 克/日）、血浆白蛋白降低（血浆白蛋白＜30 克/升）、浮肿和血脂升高是肾病综合征的临床表现。肾病综合征在肾小球疾病中较常见。对肾病综合征的治疗是否得当会直接影响患者的预后。

　　肾病综合征患者最常发生高胆固醇血症。低密度脂蛋白胆固醇水平升高是主要的脂质代谢异常。轻度的患者血清甘油三酯水平可以正常，仅表现为血清胆固醇水平升高；中度的患者除血清胆固醇水平升高外，甘油三酯水平也升高。一般来说，血清总胆固醇水平增高程度常与血清白蛋白含量成反比。当血清白蛋白含量低于 30 克/升时，可以出现严重的高胆固醇血症。但是，严重的患者（血清白蛋白含量低于 10 克/升）血清胆固醇含量增高反而不明显，而主要表现为重度高甘油三酯血症。其原因可能与脂蛋白脂酶活性降低有关。

　　研究表明，肾性脂质代谢障碍增加冠心病的危险。因此，如果高脂血症持续存在，在对肾病综合征采取特殊治疗的同时，也应该使用能降低胆固醇水平的降脂药物。其中，他汀类降脂药物如普伐他汀、辛伐他汀应作为首选药物。

102. 甲状腺功能减退伴高脂血症
患者怎样选择降脂药

　　甲状腺激素对血清脂质代谢，特别是对胆固醇的代谢有着重要的影响。

甲状腺素可以使血清中胆固醇和低密度脂蛋白胆固醇含量下降，而使高密度脂蛋白胆固醇的含量升高。甲状腺功能亢进时，胆固醇的分解代谢明显加快，导致血清中总胆固醇水平明显降低。与此相反，甲状腺功能减退时，则胆固醇的分解代谢明显减慢，从而导致血清中总胆固醇和低密度脂蛋白胆固醇水平的明显升高，其中主要为低密度脂蛋白胆固醇水平的升高。由于低密度脂蛋白胆固醇水平的升高，甲状腺功能减退的患者容易患冠心病。因此，甲状腺功能减退的患者，在补充甲状腺激素治疗的同时，也应进行降低低密度脂蛋白胆固醇的降脂治疗。他汀类降脂药物如普伐他汀、辛伐他汀有很强的降低低密度脂蛋白胆固醇的作用，可以选用这类药物。

103. 糖尿病伴高脂血症的降脂药选择

胰岛素依赖型糖尿病（IDDM）和非胰岛素依赖型糖尿病（NIDDM）都是冠心病的危险因素。

男性糖尿病患者患冠心病的可能性较非糖尿病的患者增加了3倍，而女性可能增加更多倍。糖尿病患者血清脂质代谢障碍的特点是血清甘油三酯水平升高和高密度脂蛋白胆固醇水平降低，而总胆固醇和低密度脂蛋白胆固醇水平正常或轻度升高。

糖尿病和高脂血症均增加了冠心病的危险性，因此对糖尿病和高脂血症均应加强治疗。对所有糖尿病患者，应降低低密度脂蛋白胆固醇至小于 3.4 毫摩尔/升的水平；对于有明确冠心病的患者，应降低低密度脂蛋白胆固醇至小于 2.6 毫摩尔/升的水平。

胆酸螯合树脂类调脂药如消胆胺和降脂宁，虽然可以降低糖尿病患者血清低密度脂蛋白胆固醇水平，但是却会升高血清甘油三酯水平，故不宜选用这类药物。此外，由于烟酸可以使糖耐量（机体对血糖浓度的调节能力）减低，不利于糖尿病的控制，也不宜选用。而烟酸的衍生物"乐脂平"可以降低血清甘油三酯和胆固醇的水平，升高血清高密度脂蛋白胆固醇的水平，并可以改善糖耐量，可用于糖尿病伴高脂血症患者的治疗。当糖尿病合并血清总胆固醇水平升高，而血清甘油三酯水平正常或临界增加时，可以选用他汀类降脂药物如普伐他汀、辛伐他汀。他汀类降脂药物除了可以明显降低糖尿病患者血清低密度脂蛋白胆固醇水平和中等度降低 VLDL–胆固醇、甘油三酯水平外，还有中等度升高高密度脂蛋白胆固醇的作用。

104. 高血压病伴高脂血症的降脂药选择

高胆固醇血症和高血压病，常常是相互伴发的两种疾病。在美国一项 5100 万例高血压患者的调查中发现，40%的高血压患者血清总胆固醇水平＞62 毫摩尔/升，而血清总胆固醇水平＞6.2 毫摩尔/升的高胆固醇血症患者中，46%的患者有高血压病。血压越高，冠心病的危险性越大。血清总胆固醇水平升高，对高血压患者的冠心病危险起协同增加作用。而降低血压和降低血清总胆固醇水平，可以减少冠心病的危险。

胆酸螯合树脂、烟酸及其衍生物、纤维酸衍生物以及他汀类降脂药物均可用于高脂血症伴高血压的患者。但是，应注意这些降脂药物与抗高血压药物之间的相互影响。胆酸螯合树脂可以减少噻嗪类利尿剂和普奈洛尔（心得安）的吸收。因此，这些降压药必须在服用胆酸螯合树脂之前 1 小时或之后的 4 小时才能服用。烟酸可以加强抗高血压药物的血管扩张作用而引起血压下降，应予以注意。纤维酸衍生物对某些肾功能衰竭的病人可能引起肌病（如肌肉疼痛、肌炎、横纹肌溶解），因此，服用纤维酸衍生物的剂量要小，并应经常随访患者。他汀类降脂药物与抗高血压药物之间没有特别的相互作用，可以用于高脂血症伴高血压患者的治疗。此外，多烯康、鱼油降脂丸等降脂药物与抗高血压药物之间也没有特别的相互作用，也可用于高脂血症伴高血压患者的降脂治疗。

105. 降压药物影响血脂代谢

在一些人群中，高血脂与高血压往往是同时存在的，而一些抗高血压药物会使患者的血脂水平有所增高。哪些抗血压的药物会使患者血脂出现不利的变化呢？

β - 受体阻滞剂（如心得安）

一般的 β - 受体阻滞剂在服用两周内不会对血脂产生明显的影响。服用两个月的心得安后，可使甘油三酯水平明显升高。而使高密度脂蛋白胆固醇降低；服用 1 年后，不仅甘油三酯明显升高，高密度脂蛋白胆固醇水平降低，且总胆固醇和低密度脂蛋白胆固醇水平也会升高，但是一些 β - 受体阻滞剂如倍他乐克等对血脂可无明显影响。如果你的血脂正常，服用这类影响血脂的药物也不会产生多大的影响，但是如果你有多种血脂异常的危险因素，如肥胖、饮酒等，这时你就需要由医生为你选择一种合适的药物。

利尿剂

如双氢克尿噻和氯噻酮在降低血压的同时，还可以使血液中的总胆固醇水平和甘油三酯水平明显升高，速尿也是一种常用的利尿剂，这种药物同时可以降低高密度脂蛋白胆固醇水平、升高低密度脂蛋白胆固醇和极低密度脂蛋白胆固醇的水平。这些作用在小剂量时即可发生。利尿剂引起血脂的这种变化可能与它能改变人体内的糖代谢有关。

复方降压片

可使血压缓慢下降，但却会使甘油三酯和胆固醇水平明显升高。

硝苯地平（硝苯吡啶）

是一种钙离子拮抗剂，有较好的降压和扩张血管的作用。服用此药后，血液中的甘油三酯水平和胆固醇浓度显著上升，但对高密度脂蛋白胆固醇水平的影响不大。

上述 4 种药物能使血脂浓度增加，这对于控制动脉硬化是不利的，甚至是有害的。因此，凡是服用上述几种药物的高血压患者，在服降压药的同时应定期检查血脂浓度，发现血脂增高或血液黏稠度增高时，要加服一些降血脂和降低血液黏稠度的药物，或改换其他降压药，而不要顾此失彼。

106. 高脂血症患者慎用维生素 E

在上文饮食中提到，维生素有抗氧化的作用，但只需从营养丰富全面的食物中获取就足够了，不可过多地服用维生素药物。专门研究老年病的医生发现，老年人血清中的维生素与 4 种常见的老年病有明显的关系。高血压和冠心病患者血清中维生素 A、维生素 C、维生素 E 的含量基本上是正常的。慢性支气管炎患者血清中维生素 A 的含量是偏低的。癌症患者血清中维生素 A、维生素 C 和维生素 E 的含量呈明显降低状态。惟有高脂血症患者血清中的维生素 A、维生素 E 含量呈明显增高状态。

人体生理学研究表明，血清中维生素水平过低或过高对人体健康都是有害的。一般认为，体内缺乏维生素并不可怕，只要改善饮食或补充维生素类药物，就可使体内缺乏维生素的问题得以解决，而体内维生素含量过高却是比较难对付的医疗难题。

近年来，老年病患者大多服用维生素药物，许多心血管病患者都服用维生素 C 和维生素 E。实际上，多数老年病患者无需补充维生素 E，高脂血症患者更不需要补充维生素 E。老年病医生观察到，血脂较高的老年人如果额外补充维生素 E，不但没有任何降血脂作用，还会出现胸闷、憋气、腹泻、血栓性静脉炎、乳腺增生等副作用，老年男性患者每天补充 0.1 克维生素 E，就可能因乳腺增生而呈现乳房女性化。对高脂血症患者来说，还是不补充维生素 E 为好。

107. 降脂药物不仅仅是为了调脂

最早发明调脂药物的目的非常单纯，仅仅是为了调脂，因为大家都知道高血脂对人们的健康有不良影响。发明调脂药物的日本科学家因此还获得诺贝尔奖的提名。不过近年来大量的研究表明，他汀类调脂药物不仅有调脂的作用，还有其他改善心血管的作用，如改善血管的内皮功能、抗炎、抗增生、抗凝、稳定动脉粥样硬化斑块等作用。而这些对心血管的作用，正好可以帮我们预防冠心病的发生，减少急性心肌梗死的发生，还有一点就是预防冠状动脉支架植入术后支架再狭窄所需要的。因此，对于有动脉粥样硬化的病人，特别是行冠状动脉支架植入术后和冠状动脉搭桥术的病人，需要长期服用他汀类调脂药物，有的人甚至需要终身服用这些药物。

由于他汀类等许多调脂药物是在肝脏中分解代谢的，因而会对肝脏功能有一定的影响，所以服用调脂药物时要定期监测病人的肝功能及血脂情况，一般是表现为出现肝功能水平升高异常。服用调脂药物出现肝功能水平异常时，一旦停用调脂药物后，肝功能会逐渐恢复正常，也可适当给予一些保肝护肝的治疗。

108. 长期服用降脂药物昂贵吗

所有的调脂药物相对于其他种类的药物都显得偏贵，进口的调脂药物更贵。可是大家使用国产的药物又担心药物的效能不足，而且调脂药物服用的时间都较长，一旦停用往往血脂会再次升高。因此，我们在工作中遇到，病人非常关心服用调脂药物的时间长短和服用调脂药物的获益，是否值得大家花那么多钱。于是我们帮大家算了一笔账，也许大家就能坦然接受了。

以进口的他汀类调脂药辛伐他汀（舒降之）为例，调脂药物治疗费用 8.8 元/天×365 天＝3212 元

心肌梗死住院费用＝5000～8000 元＋可能丧失的工作能力＋患者生命危险

一次冠脉手术费用＝20000～50000 元＋家人的护理＋患者的生命危险……

109. 这些降脂误区你知道吗

关于心血管疾病的一些基本知识，大众知道多少呢？哪些又是可能存在的误区？有专家指出虽然中国高胆固醇血症患者的数量在逐年上升，但目前高胆固醇血症的治疗

率仍很低。即使是在接受降血脂治疗的患者中，大约有一半人并没有达标，患者还需要更强效的降脂药物。不但如此，专家还细数了大众在降脂领域存在的一些误区和保健关键点。

误区一：重视甘油三酯水平和血黏度，忽视胆固醇水平

胆固醇水平和甘油三酯水平都是血液脂肪含量的指标，但是在一些人眼中，降低甘油三酯水平似乎成为首选的降脂目标。这种只抓甘油三酯、不抓胆固醇的做法是不正确的。胆固醇水平是血脂指标中必须重视的问题，尤其是高危患者如高血压、冠心病患者，胆固醇水平指标需要降到比一般标准更低。而针对民间有人害怕血黏度过高而去医院打点滴稀释黏度的做法，专家认为这也是大众对高血脂认识上的误区之一。血液黏度过高的危害被过分放大了，到目前为止，所谓降血黏度的药物并没有真正有效的。至于如何能降低血黏度，其实很简单，患者平时多喝点水稀释血液就可以做到。

误区二：过分害怕他汀类药副作用

很多人还记得，当年他汀类药在降脂领域出现过副作用，以致很多人到现在还不敢轻易使用。但专家认为，他汀类药物的肝损伤副作用被过分渲染了，因为这类病人临床中并不多见。另外，该类药物的另一种副作用横纹肌溶解，同样也并不多见。很多患者因为害怕这类副作用，就拒绝"持久战"，而降血脂他汀类药物是需要长期服用的。服用他汀类药物，只要定期观察血脂情况，尤其是在服用早期观察肝功能和肌肉情况，就能对副作用问题进行一定程度的遏止。专家还指出，他汀类药物应该是降胆固醇的一线药物。

110. 高脂血症患者需要终身服药吗

现在很多中年人都有高血脂，有人说这种病原因不明，不好治，吃西药的副作用比高血脂本身的危害好不了多少，弄不好血凝改变，有个伤口都不好愈合。还有一种说法，吃降脂药太多，胆固醇水平低的人易患癌症。这些说法对吗？高血脂怎样治疗好？需要终身服药吗？

首先需要肯定的是，目前高血脂不能根治，患者需要终身服药，所以大凡说可以根治此病的药品都不能相信。高血脂一直是现代医学研究的热点，随着研究的不断深入，人们对它的了解也不断深入，也的确存在着"越研究问题越多"的现象。但是，尽管如此，也不存在吃降脂药改变血凝的问题，而且"服用降脂药以后胆固醇水平低的人容易患癌症"的说法也是没有科学依据的。降血脂根本不像一些宣传的"如乘下行电梯那样轻而易举"。患者首先一定要接受相关教育，了解什么是高血脂；其次要将生活科学化，在医护人员的指导下，按比例吃饭、运动，而且将规律保持一段时间以后，再测量血脂，这样的数据才更客观。随后，要在正规医院的医生指导下服药，科学化的生活方式依旧不能改变。这样保持一段时间以后，如果血脂仍然降不下去，则属于机体本身存在代谢障碍。代谢障碍是目前医学暂时解决不了的问题。

111. 高脂血症联合用药的注意事项

联合用药的治疗对象为严重血脂异常者，尤其是严重混合型血脂异常者。国内主流倾向认为：首选单药治疗。进行联合用药应十分慎重，权衡考虑疗效与风险。在调脂治疗中，不是任何药物都可以联合应用的，有些药物联用时会增加毒性，引发严重后果。必须联合用药时，也不容迟疑，但应从较小剂量开始，密切观察临床反应，注意询问有无肌无力、肌痛等肌肉症状并监测安全指标（CK、ALT、Cr、BUN）；ALT 大于正常上限 3 倍、CK 大于正常上限 5 倍、Cr 和 BUN 明显异常时，应考虑减量或停药。

比如他汀类药物与红霉素、环孢霉素、烟酸以及贝特类药物（尤其是吉非贝齐）等药物联用时，易发生横纹肌溶解症，严重者可致急性肾功能衰竭，危及生命。还有，贝特类药单用时也可发生横纹肌溶解症，其中以吉非贝齐为多见。因此，某些难治型的血脂异常，假如在单独使用某一调脂药物效果不理想，而必须与其他调脂药联用时，应特别警惕其毒副作用，要慎重考虑利弊及患者的个体特点。

防治并发症

112. 高血脂与动脉粥样硬化

当体内的血脂多于机体的需要时，就会导致动脉粥样硬化，低密度脂蛋白胆固醇水平升高是导致动脉粥样硬化的主要因素。

正常血管壁的内面有一层光滑的内皮细胞，当血脂增高或其他因素损害内皮细胞时，低密度脂蛋白便可乘虚而入，进入内皮细胞。低密度脂蛋白在内皮细胞中被氧化，然后被吞噬细胞吞噬，被氧化的低密度脂蛋白会对细胞产生损害，使吞噬了脂质的吞噬细胞变形、积聚、沉积，就形成了动脉粥样斑块中特有的泡沫细胞，逐渐形成血管硬化和狭窄。

这是一个比较缓慢的过程，因此在很长的时间内，可能都无任何症状。但是，日积月累、水滴石穿，堆积在血管壁的脂肪达到一定的量时，逐渐形成小"斑块"，随着斑块逐渐增多、增大，就会堵塞血管，使血流变慢，严重时还会中断血流。就像淤泥等慢慢在水道壁沉积，使水流越来越慢，严重时中断水流一样。这种情况如果发生在心脏，就会引起冠心病；发生在脑，就会出现脑中风；如果堵塞眼底血管，将导致视力下降、失明；如果发生在肾脏，就会出现肾动脉硬化、肾功能衰竭；发生在下肢，就会出现肢体坏死、溃烂等症。

113. 高血脂与冠心病

据统计，心脑血管疾病的死亡率已经超过人口全部死亡率的二分之一。冠心病也叫冠状动脉粥样硬化性心脏病。冠状动脉是专门给心脏供血的动脉，由于过多脂肪沉积，造成动脉硬化，使血流受阻，引起心脏损害而发生的一系列症状，即冠心病。引起冠心病的危险因素有高血脂、高血压、吸烟、糖尿病、肥胖、缺乏体力活动、精神过度紧张、冠心病家族史、口服避孕药等，其中高血脂是引起冠心病最重要的危险因素之一。

大量动物实验和大规模的临床研究均证明，低密度脂蛋白胆固醇水平过高是导致冠心病的病因，降低过高的低密度脂蛋白可以减少冠心病的危险。而高密度脂蛋白胆固醇作为一种"好"胆固醇，对冠心病则是有利的，经过研究发现，高密度脂蛋白每增加 0.03 毫摩尔/升（1 毫克/分升），发生冠心病的危险就会降低 2%～3%。

另外，冠心病与血清中胆固醇和甘油三酯的水平也有着密切的关系，血液中甘油三酯、胆固醇的水平过高是冠心病的主要危险因素之一。研究表明，血清胆固醇水平超过 6.21 毫摩尔/升（240 毫克/分升）的人群与血清胆固醇水平低于此值数的人群相比，其冠心病的患病率与发病率均高 2～4 倍；胆固醇水平每降低 1％，冠心病事件的发生率就会平均降低 2％～3％。另有一系列随访资料证实，设法降低高胆固醇血症患者的血清胆固醇水平，可使冠心病的发病率降低 34％～50％。因此只要有冠心病，不论你血脂高与不高，均应长期服用调脂药。

在日常生活中，我们应该密切注意预防高脂血症的发生，如果一旦发现血脂异常，就要通过多个方面进行综合治疗，使血脂维持在适宜的水平，减少并发症的发生。

114. 高血脂易导致肺栓塞

肺栓塞在西方被认为是发病率高的疾病，例如美国每年有 63 万人发病，占心血管疾病发病率的第三位，其中 5 万人因治疗不及时而死亡，病死率仅次于肿瘤、心肌梗死。我国之所以发现少，可能与我们对这个病认识不足、检查手段落后有关，有漏诊的可能。有人说，500 张床位的医院，每年绝不少于 3 例肺栓塞，否则应怀疑有漏诊。

一位医院行政干部，常年气短，辗转多家医院，诊断为冠心病。一天午饭后，他突然晕厥，心跳呼吸停止，所幸医院近在咫尺，得以抢救及时。主管医生依据病人临床过程、心电改变、化验等怀疑其为复发性肺栓塞，行灌注肺扫描证实了诊断，急诊溶栓，病人恢复良好。还有一例病人因静脉曲张做下肢静脉曲张手术，术后半夜，突发胸闷、憋气，随之心跳、呼吸停止，抢救无效，尸检证明双侧肺动脉栓塞。肺栓塞绝大部分栓子来源于深部静脉血栓，形成深部静脉血栓的基本原因有血流缓慢、血管壁损伤、动脉粥状硬化等症。

本病常见于肥胖者、老年人（尤其是高脂血症患者）和长期卧床、静坐者。妊娠盆腔血管受压易产生盆腔静脉血栓，从事各种久立职业（如外科大夫、理发师）也易形成下肢静脉曲张，曲张静脉很易形成血栓。创伤、手术、慢性心肺疾病、口服避孕药以及某些血液病等都有可能引起深部静脉血栓。

115. 糖尿病与高脂血症

糖尿病患者容易合并高脂血症，高脂血症是糖尿病慢性病变的重要危险因子，调脂治疗可以减少糖尿病患者心血管临床事件如心肌梗死、脑卒中等症的发生率和病死率，也有助于血糖水平的降低。

另一方面，控制血糖在一定程度上也有助于改善血脂水平，糖尿病的调脂治疗方法有降低血糖、饮食控制、减肥、运动和服用调脂药物等，但要达到理想水平，多数情况下仍需要调脂药物治疗，特别是 2 型糖尿病患者。可选择的调脂药物包括：贝特类和他汀类药物。

糖尿病患者的调脂目标，美国糖尿病联盟建议：在严格控制血糖 6 个月后，若低密度脂蛋白胆固醇水平大于 160 毫克/分升，应采用调脂治疗。

116. 高血压与高脂血症

高血压病的发生和发展与高脂血症密切相关。大量研究资料表明，许多高血压病人伴有脂质代谢紊乱，血中胆固醇和甘油三酯的含量较正常人显著增高，而高密度脂蛋白胆固醇含量则较低。另一方面，许多高脂血症也常合并高血压，两者呈因果关系，但何为因何为果，目前尚不十分清楚。高血压和高脂血症同属冠心病的重要危险因素，两者并存时，冠心病的发病率远较只有一项者高，因此，两项并存时更应积极治疗。

117. 肝病与高脂血症

现代医学研究资料证实，许多物质包括脂质和脂蛋白等是在肝脏进行加工、生产和分解、排泄的。一旦肝脏有病，则脂质和脂蛋白代谢也必将发生紊乱。以中老年人最常见的脂肪肝为例，在临床观察中可以看到，不论何种原因引起的脂肪肝，均有可能引起血脂和极低密度脂蛋白（VLDL）含量增高，表现为 IV 型高脂蛋白血症。及至后期，肝细胞损害进一步发展，血浆甘油三酯和极低密度脂蛋白含量反可降低，甚至出现低脂蛋白血症。当血脂过高，超出了肝脏的代偿能力时，就会使大量脂肪在肝脏内沉积，又易形成脂肪肝，进一步发展会损害肝细胞，造成肝硬化甚至肝癌。

118. 高血脂可致听力下降

医学专家在研究中发现，血脂高低的确与听力有关，而且主要通过两种途径影响听力：一是高血脂引起内耳脂质沉积，过氧化脂质增加，直接导致内耳细胞损伤，血管萎缩，进而引起听力减退乃至耳聋；二是高血脂使血液黏滞度增加，易发生动脉粥样硬化，内耳动脉血流缓慢、供血不足，引起内耳微循环灌流发生障碍，进而影响内耳听力。所以，听力下降去检查一下血脂是有必要的。检查后如果确认是高血脂导致的听力障碍，应积极进行防治，做到降血脂和改善听力双管齐下。降血脂的药物有许多，如他汀类药，但也应因人选用。改善听力一般无特效药物，吃中药及食用核桃、松子、榛子等食物有一定帮助；芹菜、莴笋、苦瓜、洋葱等则对降低血脂大有裨益。

119. 血脂增高亦能造成双目失明

英国一家眼科医院进行的一项研究表明，在高血压病、糖尿病和高脂血症 3 种疾病中，高脂血症是引起视网膜血栓形成的最常见的原因。高脂血症在眼睛内部引起的病变，其后果比皮肤或肌腱等部位的黄色瘤严重得多。当病人有严重高脂血症时，血液中含有大量富含甘油三酯的脂蛋白可使视网膜血管颜色变淡而近乳白色。而这些脂蛋白有可能进一步从毛细血管中漏出，这就是视网膜脂质渗出，在视网膜上呈现出黄色斑片。如果脂质渗出侵犯到黄斑则可严重影响视力。高脂血症引起的视网膜静脉血栓形成，后果更加严重，而且不易被及早发现。高浓度的血脂可以激活血小板，使其释放过多凝血因子，造成血小板聚积性增高，血管内血栓形成。若血栓发生于眼睛内，可以造成视网膜血管阻塞，中央静脉阻塞可表现为视盘周围环状出血和渗出及视网膜静脉扩张。这种情况可引起视力严重下降，在老年人中，严重的视力下降可造成双目失明。

附　件　1
中国营养学会指定的《中国居民膳食指南》

1. 食物多样，谷类为主，粗细搭配；

2. 多吃蔬菜、水果和薯类；

3. 每天吃奶类、豆类或其制品；

4. 经常吃适量的鱼、禽、蛋、瘦肉，少吃肥肉和荤油；

5. 减少烹调油用量，吃清淡少盐膳食；

6. 食不过量，天天运动，保持健康体重；

7. 三餐分配要合理，零食要适当；

8. 每天足量饮水，合理选择饮料；

9. 如饮酒应限量；

10. 吃新鲜卫生的食物。

总之，什么都吃、适可而止、有粗有细、不甜不咸、不能过饱这样才好。

附 件 2
高脂血症膳食控制方案

（《中华心血管杂志》1997 年第 3 期"血脂异常防治建议"）

高脂血症膳食控制方案

食物类别	限制量/日	选择品种	减少或避免品种
肉类	75 克	瘦猪肉、牛肉、羊肉；去皮禽肉；鱼	肥肉、禽肉皮、加工肉制品（肉肠类）、鱼子、鱿鱼、动物内脏
蛋类	3~4 个/周	鸡蛋、鸭蛋、蛋清	蛋黄
奶类	250 克	牛奶、酸奶	全脂奶粉、乳酪等奶制品
食用油	20 克（平勺）	花生油、菜籽油、豆油、葵花籽油、色拉油、调和油、香油	棕榈油、猪油、牛羊油、奶油、鸡鸭油、黄油
糕点、甜食	最好不吃	油饼、油条、炸糕、奶油蛋糕、巧克力、冰激凌	

（续表）

食物类别	限制量/日	选择品种	减少或避免品种
糖类	10 克（1 平勺）	白糖、红糖	
新鲜蔬菜	400～500 克	深绿叶菜、红黄色蔬菜	
新鲜水果	50 克	各种水果	加工果汁、加糖果味饮料
盐	6 克（半勺）	黄酱、豆瓣酱、咸菜	
谷类	500 克（男）400 克（女）	米、面、杂粮	
干豆	30 克（或豆腐 150 克、豆腐干 45 克）	黄豆、豆腐、豆制品	油豆腐、豆腐泡、素什锦